Att knyta band

Om dissociation – en antologi 2022

Utgiven av föreningen Om dissociation

Redaktör: Linnéa Regnlund

Omslagsbild: Jenny Fredriksson
Logotyp: Jessica Anerfält
Grafik: Hakan Kaçar och Macrovector på
Vecteezy.com samt Skaperika
Layout och sättning: Linnéa Regnlund
Typsnitt: Adobe Hebrew

ISBN: 978-91-8007-960-0
Förlag: BoD – Books on Demand,
Stockholm, Sverige
Tryck: BoD – Books on Demand,
Norderstedt, Tyskland

dissociation.nu
instagram.com/omdissociation
facebook.com/omdissociation

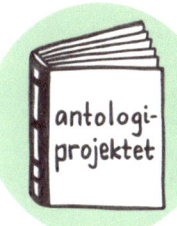

Innehåll

Inledning

Relationer och dissociation

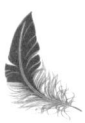

Relationen till en terapeut

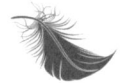

Att vara förälder med dissociation

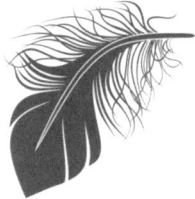

Inledning

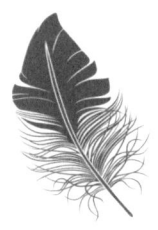

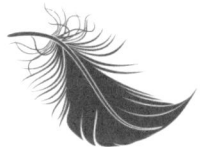

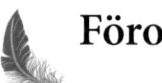

Förord

För fjärde gången släpper vi nu en antologi om att leva med dissociation. Vi. Tillsammans.

Linnéa Regnlund sa till mig för ett tag sedan när jag var rädd och orolig för läget i världen, att "Jo, världen är ganska dum och läskig ibland, men det är många som är snälla och vill hjälpa också. Fast det känns inte lika mycket". Men när jag läser antologierna, tittar på föreningens Instagram eller tänker på er. Då känns det. Då känns det så otroligt mycket. Att det finns så många som är snälla och vill hjälpa.

Att leva med dissociation är för mig ibland en massa lösa trådar som stökar runt inuti. Och det blir som Pippi säger "ingen ordning på allting". Med föreningen och antologierna känner jag att trådarna blir lite mindre lösa. Det finns ett sammanhang, människor som förstår och det är bara att öppna boken så finns vi där. Tillsammans. Hela tiden. Sakta men säkert, så knyter vi ett skyddsnät för oss själva och varandra. Där vi kan hjälpas åt, stötta och finnas. Ja, vi knyter band. Band som kommer finnas för alltid, för alla som vill och behöver.

Vi i styrelsen är så otroligt stolta över denna fjärde antologin, över alla ni som varit modiga som bidragit på olika sätt! Antologierna är en stor del av föreningen Om Dissociation och vi hoppas att ni tycker om boken. Att den kan skänka trygghet, stöd och värme i en värld som kan kännas stor och läskig.

Till hösten 2022 kommer vi att påbörja arbetet med nästa antologi som vi planerar att ge ut 2023. Vår förhoppning är att så många som möjligt vill vara med och bidra! Håll koll på vår hemsida och våra sociala medier där vi lägger ut information när det blir dags! Där finns också information om annat som är på gång i föreningen.

Bonnie Friedh
17 mars 2022

dissociation.nu
instagram.com/omdissociation
facebook.com/omdissociation

Triggervarningar

Det är svårt med triggervarningar, helt enkelt för att vad som helst kan vara triggande. Vad som helst kan vara förknippat med traumatiska minnen och kasta er som läser in i PTSD-symptom eller dissociation. Även om man tänker att det bara ska varnas för det värsta, vad är det värsta och var ska gränsen gå? Det är allt annat än självklart.

I den här boken finns några få triggervarningar. Jag har valt att bara sätta varningar på de texter där jag uppfattar det som att en situation med våld, övergrepp eller en annan potentiellt traumatiserande upplevelse beskrivs så att jag ser den framför mig. Det är ändå svårt att avgöra var varningarna ska finnas och var de inte ska göra det. Kanske särskilt i år, när de teman boken har handlar om relationer. Det finns mycket med relationer som kan vara triggande och skapa väldigt starka reaktioner även om det inte handlar om att beskriva konkreta situationer av utsatthet. Det går ändå inte att sätta en triggervarning på varje enskild text.

Förmodligen kommer det kännas som att det saknas triggervarningar på några ställen. Egentligen vill jag varna för allt i den här boken. Är du traumatiserad kan det vara befriande att läsa om andras tankar och upplevelser, att bli mindre ensam genom att känna igen sig i det någon annan beskriver. Det är styrkan med de här böckerna, men också det som kan vara triggande.

Mår ni dåligt av att läsa så lägg undan boken ett tag. Kanske går det bättre längre fram. Gör er inte illa genom att ta del av mer av innehållet än ni egentligen orkar med. Ni är viktiga, alla ni som läser, och alla inuti om ni är flera. Ta hand om er och läs bara när ni orkar. Om ni orkar.

Linnéa Regnlund, redaktör för boken

Vad är dissociation?

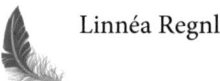

Linnéa Regnlund

Det här är en förenklad version av den text som
funnits i de tre första antologierna.

En kort förklaring

Dissociation betyder åtskilja eller splittra. I
praktiken kan det betyda att upplevelser hålls
undan från medvetandet. För det mesta beror
dissociation på traumatisk stress, som uppstår
vid händelser som är övermäktiga att handskas
med. Då kan händelsen blockeras, till exem-
pel så att en person upplever att hen befinner
sig utanför sig själv eller ser det som händer på
avstånd. Även minnet av händelsen blockeras,
så det blir åtskiljt från personens vanliga med-
vetande.

Dissociation är ett försvar och ett skydd
mot minnen och händelser som är hemska,
skamfyllda eller känslomässigt överväldigande
på annat sätt. Det kan uppstå vid till exempel
övergrepp, våld, naturkatastrofer, krigshändelser
eller i andra svåra situationer.

Även om dissociation kan vara ett funk-
tionellt och viktigt skydd kan det göra att en
händelse eller följder av den blir obegripliga,
eller att det inte går att handla rationellt. För-
svaret kan dessutom finnas kvar eller slå på vid
stressande händelser senare i livet, som inte

egentligen är farliga. Det kan påverka personens förmåga att fungera i vardagen.

Dissociation kan visa sig genom en mängd olika symptom, som alla handlar om att det uppstått störningar i samspelet mellan en persons minne, identitet, känslor, intryck, beteende och motorik.

Dissociation kan komma vid en enstaka händelse och gå över av sig själv, men kan också innebära symptom som kvarstår under lång tid, ibland under många år.

Förutom att dissociation kan bero på traumatisk stress kan dissociativa symptom vara del av andra psykiska problem, till exempel är det vanligt vid panikångest, depression eller schizofreni. Även droganvändning kan göra att dissociation uppstår.

Varför är det så svårt att säga vad dissociation är?

Korta förklaringar av dissociation blir lätt svävande och ganska otydliga. Det kan vara svårt att få en uppfattning av vad dissociation egentligen är i praktiken. Hur känns det? Vilka symptom får någon med dissociation? Det är inte så lätt att få med det i en kort förklaring, och det finns egentligen två anledningar till att det är svårt att hitta ett kort och bra sätt att säga vad dissociation är:

* Det är ett paraplybegrepp som inkluderar ganska många olika tillstånd som inte alltid är så lika varandra. Därför är det svårt att ge ett enkelt svar på frågan.

* Det finns ingen enighet kring definitionerna. Olika teorier och modeller som skapats för att förstå dissociation utgår från olika tankar och idéer. De är skapade vid olika tider och påverkade av olika saker. Därför finns det ingen gemensam syn på vilka tillstånd som ska räknas med, och inte heller på hur paraplybegreppet dissociation ska definieras.

Olika teorier om dissociation

Det finns olika teorier som försöker förklara vad dissociation är och klassificera de olika dissociativa tillstånden och symptomen. Inom varje teori finns det en särskild logik som utgår från den grundsyn skaparna har. Problemet blir att det finns flera olika teorier parallellt, som inte är överens med varandra och som inte utgår från samma definitioner.

Som det är nu verkar teorin om strukturell dissociation vara den som dominerar i Sverige, men vi vill även nämna några andra, både för att visa att det finns olika tankar och för att förklara den förvirring som kan finnas. Teorin om det dissociativa spektrumet har tidigare varit relativt välkänd och lever delvis fortfarande kvar.

1. Ett dissociativt spektrum

En av de teorier som försöker förklara dissociation är den som handlar om det dissociativa spektrumet. Det är en modell som utgår från idén att all dissociation är samma fenomen, men att dissociationen kan visa sig på olika sätt. Dissociationen kan också vara mer eller mindre allvarlig.

Enligt det dissociativa spektrumet finns det fem symptom som kan ses som de viktigaste dissociativa symptomen:

* amnesi
* depersonalisering
* derealisering

* identitetsförvirring
* identitetsvariation

De här symptomen kan personer ha i olika kombinationer. Vilken diagnos det rör sig om beror på symptomen. De diagnoser som är mest centrala enligt den här teorin är:
* dissociativ amnesi
* dissociativ fugue
* depersonaliseringssyndrom
* dissociativ identitetsstörning (DID)

Mer eller mindre allvarlig dissociation
Enligt tanken om det dissociativa spektrumet går det att dela in dissociationen i mer eller mindre allvarlig dissociation, där det går att tänka på det som olika grader på en skala. Längst till vänster finns då dissociation som är oproblematiska delar av vardagen och ju längre till höger desto allvarligare blir dissociationen.

Från vänster till höger:
* Mild dissociation som är helt oproblematisk, som hypnos, automatiserat beteende, att dagdrömma
* Dissociativ episod, som kan bero på skräck, chock, överhängande fara, förtryck och liknande
* Milda dissociativa syndrom, som amnesi, fugue och depersonalisation
* Posttraumatiskt stressyndrom (PTSD)
* Atypiska dissociativa syndrom

* Dissociativ identitetsstörning (DID)
* Polyfragmenterad DID

Även vardagliga tillstånd där någon har ett förändrat medvetandetillstånd räknas alltså som dissociation här. De flesta dissociativa tillstånden på skalan beror dock på olika former av stark stress, skräck eller trauma.

Begreppsförvirring
Ibland används frasen "det dissociativa spektrumet" när någon bara menar "alla olika dissociativa tillstånd" utan att syfta på just den här modellens tankar och indelning.

2. Två olika sorters tillstånd
Alla är inte överens med de idéer som finns i modellen om det dissociativa spektrumet. Ett exempel på en annan uppfattning finns i den bilaterala modellen, som delar in de dissociativa tillstånden i två olika grupper, med tanken att det rör sig om två olika fenomen.

Avtrubbning (detachment)
Det ena dissociativa tillståndet är enligt den här teorin en avtrubbning som beror på förändrat medvetandetillstånd. Det kan vara tillfälligt eller något en person kan befinna sig i under lång tid.

Avtrubbning motsvarar diagnoserna:
* depersonalisation eller derealisation

Avskärmning (kompartmentalisering / compartmentalization)
Det andra dissociativa tillståndet är enligt teorin en avskärmning som gör att någon inte har kontroll över handlingar eller intellektuella processer som personen brukar kunna styra över.

Avskärmning kan motsvara:
* dissociativ amnesi
* oförklarade neurologiska symptom (till exempel kramper, stupor eller tappad känsel)

Anledningen till att personerna bakom den här teorin vill dela in dissociation i två grupper är att de tror att det i grunden inte är ett utan två olika fenomen som kan ta sig olika uttryck. De tänker att det rör sig om olika mekanismer och att det påverkar bland annat vilka behandlingar som kan hjälpa vid olika tillstånd.

När det handlar om mer komplexa tillstånd som fugue eller dissociativ identitetsstörning menar de att det förmodligen kan klassas som avskärmning (kompartmentalisering), men att det behöver undersökas mer.

3. Strukturell dissociation
Teorin om strukturell dissociation har ett annorlunda sätt att se på dissociation. I den här teorin

finns en grundtanke som säger att dissociation är när personligheten har splittrats på grund av trauman.

Genom att definitionen av vad dissociation är utgår från en annan tanke så räknas inte normala tillstånd som hypnos eller att dagdrömma med. Inte heller transtillstånd ses som dissociation. Depersonalisation och derealisation räknas bara som dissociation om symptomen orsakats av en splittring i personligheten, en splittring som skapats av ett eller flera trauman. Samma symptom med en annan bakomliggande orsak ses istället som ett förändrat medvetandetillstånd.

Eftersom definitionen av dissociation är annorlunda kan tillstånd som annars inte brukar räknas som dissociativa räknas in, till exempel emotionellt instabil personlighetsstörning och posttraumatiskt stressyndrom (PTSD).

EP och ANP

För att förklara strukturell dissociation väldigt enkelt är grundtanken att splittringen av personligheten kan skapa olika delar, och att det kan finnas två olika typer av delar. De kallas för EP och ANP. EP är en förkortning av "Emotional Part of the personality" och ANP står för "the Apparently Normal Part of the personality".

Splittringen kan ske när en person har sitt försvarssystem aktiverat. Det är något som sker automatiskt vid stark stress, fara eller hot. När försvarssystemet är aktiverat är samtidigt personens vardagliga system bortprioriterat, eftersom kroppen är inställd på att klara faran. Handlingsalternativen i försvarsläget är att vara på sin vakt, kämpa, fly eller spela död.

Ibland räcker inte de handlingsalternativ som finns i försvarsläget utan situationen blir övermäktig och det är då en splittring kan ske och en EP skapas. Det går att tänka på det som att EP:n stannar kvar i den svåra situationen medan ANP:n återgår till normalläget och låter bli att integrera det som hänt.

Det är för svårt för ANP:n att minnas, tänka på och känna något som rör händelsen och därför undviker delen allt som förknippas med det som hänt. EP:n i sin tur har inte möjlighet att ta sig vidare bort från händelsen eftersom de handlingsalternativ som finns i försvarsläget inte räcker till för det. EP:n har inte tillgång till vardagslägets förmågor och behöver därför att ANP:n hjälper till. EP:n försöker därför få uppmärksamhet och påminna ANP:n om den händelse EP:n sitter fast i. Det kan vara till exempel genom att ge ANP:n flashbacks eller mardrömmar.

Primär strukturell dissociation

När det på det här sättet skapas en splittring så att det blir en EP och en ANP motsvarar det PTSD. Det kallas för primär strukturell dissociation.

Sekundär strukturell dissociation

När sekundär strukturell dissociation skapats finns det fortfarande bara en ANP, men mer än en EP. Det kan motsvara diagnoser som komplex PTSD, DESNOS (disorder of extreme stress, not otherwise specified), DDNOS (dissociative disorder, not otherwise specified) eller emotionellt instabil personlighetsstörning.

Tertiär strukturell dissociation
Tertiär strukturell dissociation är den allvarligaste formen av splittring och då finns det mer än en ANP, förutom att det finns flera EP. Det motsvarar diagnosen dissociativ identitetsstörning (DID).

Andra modeller
Det finns såklart mycket mer att säga om de här teorierna och det finns även andra teorier, tankar och sätt att tolka dissociation.

Vad beror dissociation på?

Dissociation och trauma

Även om det finns olika teorier, tolkningar och definitioner kring vad dissociation är, så är de flesta överens om att det handlar om tillstånd som för det mesta uppstår på grund av stark stress eller traumatiska händelser.

I modellen med det dissociativa spektrumet är utgångspunkten att det är ett försvar. En liknande tanke finns i teorin om strukturell dissociation, även om det där istället formuleras som att dissociationen finns kvar efter den traumatiska händelsen eftersom personligheten blivit delad och händelsen inte kunnat integreras. Det gemensamma är tanken att dissociationen finns för att skydda från överväldigande stark stress när vi upplever fara, hot och en utsatthet som är svår för oss att härbärgera.

Ett problem är att det inte finns någon gemensam definition av vad ett trauma är, men olika typer av dissociativa symptom är väldigt vanligt bland annat vid akut stressyndrom, PTSD och komplex PTSD. Det stämmer med uppfattningen att dissociation är ett försvar eller en mekanism som skyddar oss mot överväldigande stress, oavsett om händelserna definieras som trauman eller inte.

Dissociation och anknytning

Det verkar finnas ett samband mellan anknytningsskador och dissociation. Det är inget givet samband, att vara utan trygg anknytning leder inte automatiskt till att någon blir dissociativ, men det verkar öka tendensen att dissociera. Framför allt verkar tendensen öka när det rör sig om någon med desorganiserad anknytning.

En trygg anknytning innebär att ha en trygg bas i sitt liv, som det går att vända sig till när något svårt händer. Vid en desorganiserad anknytning är barnets trygga bas samtidigt någon som gör illa och utgör det största hotet, vilket skapar en känslomässigt omöjlig situation.

Som barn kan det vara omöjligt att lösa en situation genom att kämpa eller fly, eftersom den fysiska kraften är begränsad. I en hotfull eller våldsam situation finns då väldigt få alternativ att ta till när försvarsläget aktiveras. Därför kan dissociation vara det enda alternativ som finns kvar.

Andra orsaker

Dissociation behöver inte bero på trauman, utan kan ha andra orsaker. Framför allt depersonalisation och derealisation är ofta en del av en annan av en annan psykisk problematik, till exempel panikångest eller depression. Det kan också bero på användandet av droger.

Dissociation och psykos

Sambandet mellan dissociation och psykos är ganska komplicerat att förklara, men det viktigaste att säga är att dissociation inte är psykos. För det mesta verkar det handla om okunskap eller felbedömningar när dissociation tolkas som något psykotiskt.

Samtidigt finns det en överlappning av symptom, som kanske kan förklara varför det så lätt blir fel. Hörselhallucinationer är till exempel vanligt både vid DID och schizofreni. Det är dessutom vanligt att personer med psykos har dissociativa symptom, till exempel depersonalisering, derealisering och amnesi.

Förutom det råder det en oenighet kring vad som ska räknas som psykotiska symptom och vad som istället ska klassas som dissociation. Invaderande symptom vid PTSD (som flashbacks) kan klassas som båda delar, beroende på vem som står för tolkningen.

Dissociativ psykos
Det blir ännu mer komplicerat av att det finns något som heter dissociativ psykos. Det är en särskild form av psykos med hallucinationer som är präglade av dissociation. Vid en dissociativ psykos verkar personen oftare kunna uppleva en dubbel verklighet än vid andra typer av psykoser.

En dissociativ psykos verkar i stort sett motsvara det som tidigare kallats hysterisk psykos. Det finns också något som kallas dissociativ schizofreni, som då är en schizofreni som är väldigt färgad av dissociation. Eftersom diagnoserna skapats i olika tider och med olika tankar bakom är det svårt att veta om det rör sig om flera olika tillstånd eller bara olika sätt att se på samma sak. Klart är i alla fall att det finns dissociativa psykoser. Lika klart är det att det är ett missförstånd att det skulle vara samma sak som DID eller att all dissociation är psykotisk.

Kort om dissociativa diagnoser

Det går att läsa mer utförligt om olika dissociativa diagnoser på föreningens hemsida: dissociation.nu

Depersonalisation och derealisation

Det här är tillstånd med overklighetskänslor som kan omfatta till exempel en själv, ens tankar, känslor och hur omgivning och andra människor upplevs. Allt kan kännas dimmigt, främmande eller förvrängt, eller som att vara i en dröm.

Overklighetskänslorna kan bero på chock, trauma, en annan psykisk problematik eller droganvändning.

Dissociativ amnesi och fugue

Amnesi innebär en minnesförlust där det för det mesta är stressande eller traumatiska händelser som inte går att minnas. Ibland omfattar minnesförlusten stora delar av ens historia och vem man varit.

Fugue är en period med dissociativ amnesi där någon dessutom inte vet vem hen är. Hen ger sig iväg hemifrån på en längre resa som inte är normal för hen.

Dissociativ stupor

Stupor är ett tillstånd där någon inte kan röra sig. Ibland handlar det om att inte kunna röra sig alls, ibland är det bara delar av kroppen som påverkas. Det kan även bli att personen reagerar mindre eller inte alls på till exempel ljud, ljus, smärta och beröring.

Det kan se ut som om personen sover, men hen är vaken och kan för det mesta uppfatta vad som händer.

Kroppsliga symptom

Dissociation kan visa sig som kroppsliga symptom. Det kan vara bland annat att inte kunna röra sig eller inte kunna göra vissa rörelser, att få ryckningar, svårt att gå, svårt att prata, att sinnesintrycken påverkas eller att personen får kramper som liknar epileptiska anfall.

Med att sinnesintrycken påverkas menas det att det kan vara svårt att höra eller se, att allt kan bli förvrängt eller att det kan vara svårt att skilja mellan olika intryck (till exempel skilja mellan varmt och kallt).

De kroppsliga symptomen kan kallas somatisk dissociation, somatoform dissociation, konversationssyndrom eller funktionella neurologiska symptom.

Dissociativ identitetsstörning (DID)

DID är en diagnos som innebär att någon har minst två olika personlighetstillstånd, som kan kallas för delar, alters eller delpersonligheter. Varje del måste känna sig som en egen person, ha egna känslor, eget medvetande och kunna styra vad kroppen gör. Dessutom krävs det minnesluckor för att få diagnosen. Minnesluckorna kan göra att det inte går att komma ihåg traumatiska händelser, viktig personlig information och/eller händelser i vardagen.

När det finns väldigt många delar kallas det för polyfragmenterad DID.

Det finns en liknande diagnos som heter "partial dissociative identity disorder", där någon också har flera delar. Då är det en av delarna som dominerar och de andra brukar inte ta över kontrollen.

DDNOS

DDNOS är en förkortning som står för "dissociative disorder, not otherwise specified". Det betyder att det gått att komma fram till att någon har en dissociativ problematik, men att det inte gått att komma fram till vilken. Antingen kan det behöva utredas mer eller så är det för att personen till exempel ligger mittemellan två olika diagnoser och att det därför inte passar att sätta någon av diagnoserna.

Andra former av dissociation

Det finns också några dissociativa diagnoser som räknas som "andra specificerade dissociativa syndrom". Då handlar det om transtillstånd, tillstånd där olika dissociativa symptom blandas, identitetsstörning som beror på hjärntvätt och akuta dissociativa reaktioner.

Att behandla dissociation

Dissociation är en rad olika tillstånd där orsakerna till symptomen skiljer sig åt. Vi som upplever dissociationen är också olika som personer. Därför är det inte samma behandlingar som kan hjälpa alla. Den som upplever depersonalisation till exempel som en del av en depression eller ångestproblematik kan bli av med dissociationen om grundtillståndet behandlas med medicin eller terapi. Är det dissociation som beror på en akut stressreaktion kan den gå över av sig själv. Beror dissociationen på en livssituation med våld eller övergrepp kan hjälp att skapa trygga livsvillkor vara helt avgörande.

När det rör sig om en komplex problematik som beror på trauman kan det behövas terapi hos någon som förstår sig på trauma och dissociation. I terapi kan det vara möjligt att närma sig traumatiska minnen och andra delar inuti. Det går att lära sig nya sätt att handskas med det som är svårt och alla känslomässiga reaktioner.

Det finns också en rad olika behandlingar där det går att få hjälp att försöka nå det som ligger bortom orden, som musikterapi, bildterapi och olika typer av kroppsliga behandlingar.

Det kan bli bättre

Det är inte alltid det är möjligt att bli av med dissociationen helt, men det går att få hjälp så att livet blir bättre. Den skräck och ovisshet som kan vara förknippad med symptomen kan lugna sig i mötet med en behandlare som förstår vad dissociation är och som varken är rädd för eller misstolkar symptomen. Det kan i sig göra att ens liv blir lättare.

De olika dissociativa tillstånden är förknippade med stress. Eftersom rädsla är en form av stress kan symptomen bli värre av just rädsla. Därför kan det ha stor betydelse att hitta någon som känns trygg och som förstår sig på problemen. När rädslan lugnar sig kan symptomen ibland också lugna sig.

När det finns flera delar inuti kan det vara möjligt att integreras och bli en enda, men det är inte alltid det är den bästa lösningen och det är inte en lösning alla vill sträva efter. Oavsett vilket kan det gå att bli helare inuti om delarna blir bättre på att samarbeta och bli vänner med varandra, och på det sättet kan livet fungera bättre.

Ge inte upp

Det som känns viktigast att säga är att det går att få hjälp. Det finns vägar ut ur relationer och situationer som är hotfulla, våldsamma och skadliga. Och det finns hjälp att få som rör själva dissociationen. Kanske kan dissociationen inte försvinna helt, men det går att må bättre och att få ett liv som fungerar bättre.

Det är slitsamt att gå i behandling för dissociation, men det svåraste steget kan vara att hitta någon som förstår sig på problemen, tar dem på allvar och har tillräckligt med kunskap för att kunna hjälpa. Men det finns behandlare med rätt kompetens. Kanske blir de till och med fler och fler. Det går att hitta någon av dem till slut även om det inte känns så nu.

Källor

Den tidigare texten som använts i de tre första antologierna inkluderar de källor som använts både för den och för denna enklare version. Texten finns att läsa på:
regnlund.se/regnlund-dissociation.pdf

Nya källor för denna version är två texter som använts för att skriva avsnittet "En kort förklaring". Dessa texter är:
* Trauma, dissociation och DID
  en text på mind.se
* Nationalencyklopedin
  uppslagsord: dissociation

Denna lite enklare version av texten finns på föreningens hemsida, dissociation.nu. Den går också att hämta som pdf på:
regnlund.se/regnlund-dissociation2.pdf

Relationer och dissociation

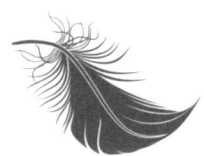

Dörren bredvid

Sam

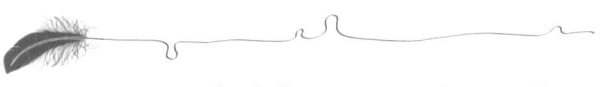

Vi sitter på din balkong i en regnbåge av blommor, vi har planterat ett överdåd. Under våra fötter ligger den gröna balkongmattan som varit med oss alla år. Jag pillar på skruvarna som jag fäst parasollet med, vi är goda grannar med varsin stol under solen. Jag låter en krispig chips-stjärna smälta i munnen. Du ler nickande "De är begärliga". Värmen blandas med din porlande röst. Jag blundar av välbehag och njuter. Jag märker att just här med dig finns jag!

Du vet att jag gillar potatis så du skalar de största och kokar åt mig. Din vecka börjar med att tajma färdtjänst till affären. Sen förbereder du dukning. Hacka. Skala. Du sprider ut förberedelserna över hela veckan för att kroppen ska mäkta med. När jag knackar på din dörr till helgen har du gjort en festmåltid för två. Först nu förstår jag vad som menas med att laga mat med kärlek. Varje vecka bjuder du mig på middag, en livboj i min förtvivlan.

Även om du vill göra allt själv vet jag att du gillar hur noga jag diskar efter maten. Torkar bakom disstället, rättar till det som hemtjänsten inte vet hur du vill ha det. Jag ser att du lutar dig fram för att tjuvkolla från fåtöljen. När du ser att jag gör det du hoppats på lägger du upp dina fötter på fotpallen och boar in dig. Vi väntar lite med efterrätten och jag tvättar dina glasögon med diskmedel under varmt vatten. Du vågar be mig att klia där du inte når. Klättra. Hämta. Stapla. Rätta till gardinen. Vi vet båda att vi har tid för varandra. Jag masserar dina axlar. "Det här är bättre än allt smärtstillande", säger du med lättnad. Det smakar smultron att mina händer kan hjälpa. Du sluter ögonen, lutar huvudet bakåt och andas ut. Våra axlar sjunker ner.

Vi brukar ligga på din säng som två trötta trädstammar. Vi ligger på tusentals rosa små blommor som är tryckta på ditt vadderade sängöverkast. "Tänk vad bra vi har det!" brukar du säga för att välkomna tystnaden. Du fortsätter prata ut i rummet och luften jäser med varje ord: "Vi är mätta, varma och nu kan vi bara slappna av en stund." Din hand är stadigt i min, din tumme rör sig som en vindrutetorkare över min handrygg. Rytmisk som vid ihållande regn. Dina naglar, som jag målat i pärlemorlack, skimrar.

Vi kan skratta åt våra likheter. Envishet, drömmar och erfarenheter där ålder inte kan skilja oss åt. Jag brukar kura ihop mig i soffan med alla kuddar, dina raggsockar på mina fötter och en filt runt mig. Godisskålen av mörkt melerat glas står mitt emellan oss och mina öron sväljer glupskt dina berättelser. Du är en skicklig berättare och jag ser din barndom, din vuxenhet, din släkt, dina barn, krig och platser du besökt. Det är en kväll full med punschpraliner och Marianne. Du lyser upp dig själv när solen går ner och din blick är ivrig, där inne gömmer sig tiden. Jag grabbar tag i trådar ur din livsväv, likt ett barn som väljer saga. Låt mig få höra mer, jag är nyfiken på att följa dina vägar!

Du ber mig stanna och sova över i ditt arbetsrum. Du är rädd för den hemska ensamheten, precis som jag. Men min inre värld gör det omöjligt att sova borta. Jag har inga ord för att förklara mitt kaos men du anar, du har sett tillräckligt mycket för att ha en känsla för det svåra. Det tar emot i både mina stora och små muskler när jag säger nej. Du lyssnar och klappar mig på kinden "Vilken tur att jag har dig". Det kittlar i hjärtat, jag kramar dig så hårt jag vågar och svarar "Vilken tur att jag har dig!" Sedan går jag hem till mig.

När du rör dig för egen maskin ses vi varje vecka men när din kropp ändras följer dagarna med. Vi måste ses oftare, det gör ont i mig annars. Jag knackar på din dörr och kliver in. "Välkommen!" ropar du från sängen. Jag trasslar av mig mina skor och går in och sätter mig på din sängkant. Du tar mina händer och säger innerligt "Du är så bra" och jag får känslan av att du berömmer mig för min existens. Det har aldrig hänt mig förut att någon verkar vara så glad bara över att jag finns. Vi pysslar på medan vi pratar. Letar efter det du tappat på golvet, fyller på med förnödenheter och din hud vill smörjas in. Dina fingrar följer stygnen av små broderade domherrar på en löpare. Du är förundrad över att du en gång kunnat sy. När läkaren kommer vill du att jag är med. Vi får veta att du snart ska dö. "Vi får ta det för vad det är", säger du tappert.

På rutin torkar jag ditt ansikte med ljummet vatten. Jag har lärt mig att försiktigt mjuka upp dina ögonfransar som lätt klibbar ihop. Efter några minuter kan dina ögon blinka upp för att titta på Idol. Vi har redan valt ut våra favoriter för i år men varje ny sång kräver ändå lite diskussion. Jag hämtar din favoritläsk med sugrör, pastiller med rätt smak, en god macka och te åt mig. Jag lägger upp fötterna på din sängkant och jag sitter så nära dig det går. Efter månader till sängs börjar livet rinna ur dig och jag håller din hand stadigt, min tumme över din handrygg i duggregn.

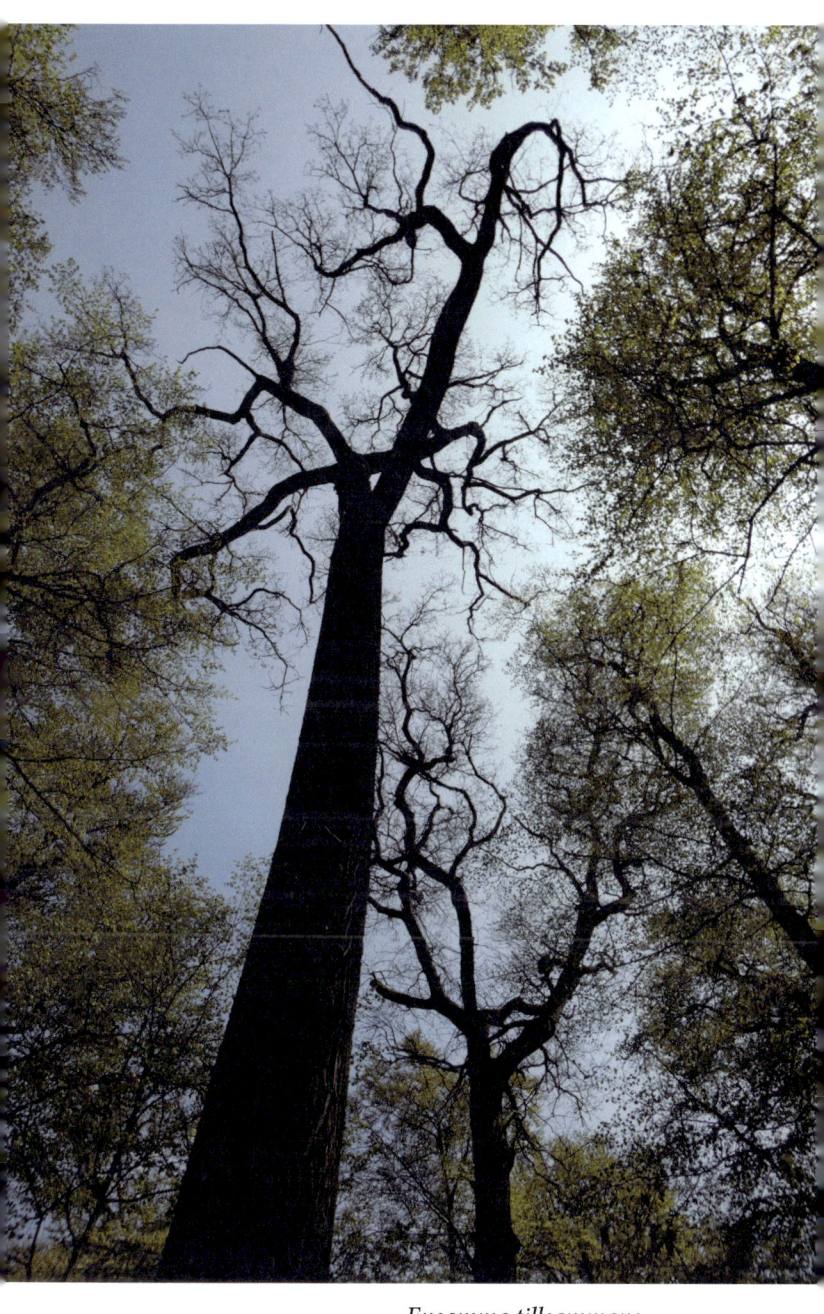

Ensamma tillsammans
Lena Posselwhite

Efter lidelsen

Sofia Risman

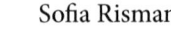

Innan min barndom stals
var jag full av lidelse
Innan jag skulle inrätta mig i ledet
åt jag av njutning och grät av hjärtans lust
Innan de vuxna och samhället tvingade mig
att sluta vara jag
skrek jag av glädje och vrålade av ilska
och lekte tillsammans med livet
När jag fortfarande var full av lidelse

Mammahud

Sofia Risman

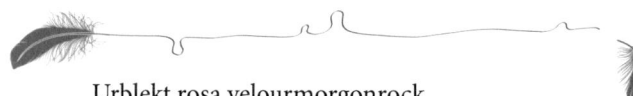

Urblekt rosa velourmorgonrock
sträcker sig ner till vristen
Sötma, parfym och kräks
känner man doften av
närhet, värme och mjukhet
Miraklet i hennes famn
Det luktar mamma

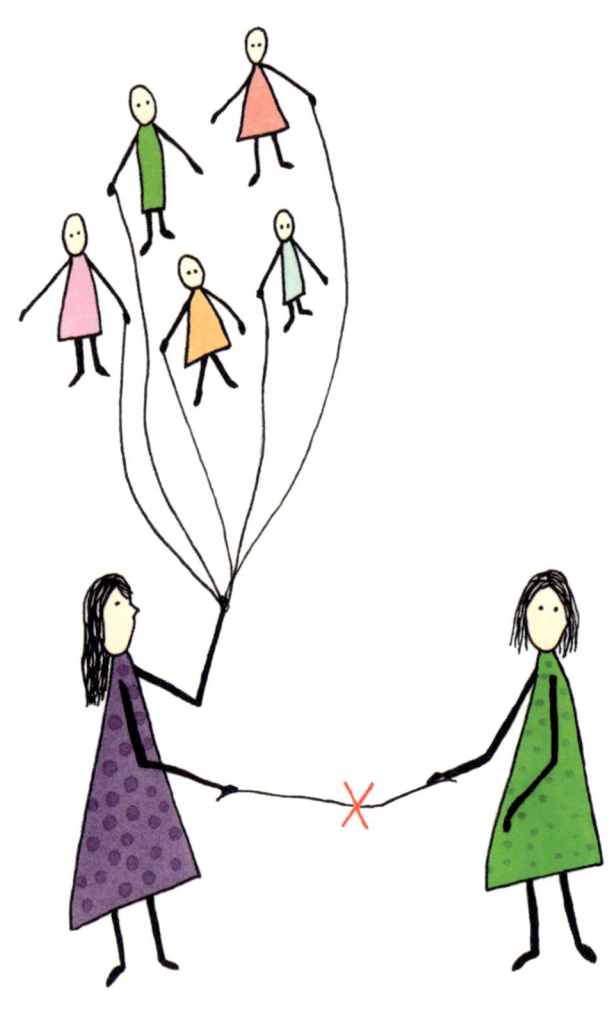

Hur ska man våga släppa in någon under ytan?
Liv

Under ytan

Liv

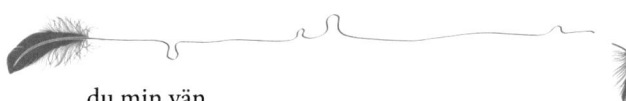

du min vän
du visste aldrig hur det var
bakom dörren
under ytan
på riktigt
du märkte aldrig något
sa du till mig som vuxen

det är inte konstigt
jag berättade aldrig
jag lärde mig att dölja
att stänga av
att stänga ute andra
stänga ute mig själv

den du mötte
hade inte upplevt allt
hon var en del av flera
hade lärt sig att dölja det hon visste

relationer är farligt
människor är farliga
man kan inte lita på någon
det lärde vi oss den hårda vägen

hur ska man då kunna
släppa kontrollen
våga släppa in

våga älska
våga vara nära
när man så tidigt
blev skadad
attackerad
utsatt
i det hem
där man borde varit trygg

som vuxen
har jag lärt mig
att åtminstone delvis
våga lita på
våga släppa in
vissa väl utvalda människor
men det känns farligt
jag visar ofta bara en del av mig

det är en sorg
att aldrig helt och fullt
kunna vara jag
vara vi

en ensamhet
som inget riktigt kan bota
en ensam väg att gå
men bättre ensam än rädd

Samlad skärva

Achillea Dahl

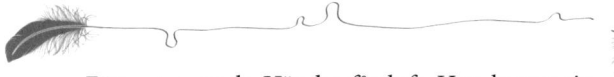

Fötter tar mark. Händer får luft. Hon bryter sig loss från skuggorna. Träder ut ur mörkret och fram igenom mig. Från att inte ha funnits fanns hon. Från att ha varit obefintlig, nu befintlig. Det gick inte att vare sig styra eller välja. Gick inte att bestämma eller stipulera. Det skedde inte heller mot min vilja men samtidigt inte med min vetskap. Hon blev till i ett ögonblick som skadade allt jag någonsin varit. Där klev hon in och tog över. Hård och kall. Sammanbiten och bestämd.

Med sin uppenbarelse bekräftande att nuet var för smärtsamt att finnas till i så tog hon över. Talar ur samma mun, ser med samma blick, rör sig med samma kropp men är en annan. Hon blev tvingad att ta kommandot i en situation som inte är hanterbar för något psyke. Befallde därefter mig att låta henne få styra i de svåraste stunderna. Jag släppte allt. Fokus: fortsätt upprätthålla livsuppehållande organ. Finns till. Dö inte.

Trots att blicken är svart och håret är stripigt är inte viljan mörk. Gången är hackig, rörelserna påminner om ett träd som greppar efter kontroll i stormen. Blicken är stum, munnen likaså. Det enda som sägs blir salvor av ilska. För det tränade ögat är det så lätt att se igenom. Det är så oerhört enkelt att förstå vad hon vill, längtar efter, behöver. Men så länge det otränade ögat är där och istället för att läka ser till att hon lider så förlängs närvaron. Hon skulle vilja gå men hålls kvar av omvärldens onämnbara förseelser.

Hon är inte ondskan. Hon vill inte ont. Hon har ont.

Löftet.
Inte det du gav till mig
Det omvärlden gav barndomen
Att skydda, värna, hjälpa
Hur du bröt det på alla möjliga sätt du kunde komma på
Inte bara genom svek
Inte bara genom skada
Hänsynslöst förstörd naivitet
Brutalt invaderad lätthet
Från blåögd till svartögd
Från enkel till svår
Från en till två.

Ur en relation skapades en annan. När den som skulle vara god inte höll vad den lovat var något annat tvunget att ta vid. Det är egentligen så självklart. Att något annat behövde ta över. Att *någon* annan behövde ta över. Istället för att helt förgöras av det svek som utfärdades av någon som ska vara en trygghet så byggs en ny persona upp. Ett samband försvann, ett annat blev till. Det känns som ett misslyckande men är bara resultatet av organismens starka vilja att överleva. Det är inte möjligt för en person att bearbeta och hantera det här, fler behövs.

Så det splittras. Blir till mosaik framför en. De passar ihop i varandra men kan ändå inte vara närvarande samtidigt. Det är för smärtsamt. En tar över, en annan tar vid, den andra tar över igen och sådär håller det på. Det sker automatiskt, varken kommando eller kontroll har någon verkan här.

Skapad ur skuggor från natten
Skadad av omvärld
Staplad med mörker på hög
Splittrad som krossat glas
Skyddad av det inre
Samlad, tillsammans för att finnas.

I ett inferno ska ändå allt få plats. Det är nödvändigt för att kunna fortsätta. Det är obligatoriskt för att överhuvudtaget kunna fungera någorlunda. Det finns ingen annan väg än att låta bitarna mötas, slipas ner, tära på sidorna, känna på varandras sår. Det är outhärdligt. Det är oundvikligt. På ett sätt känner vi till varandras historia, på ett sätt är den helt främmande för oss.

Nyanserna är övergående. Färgerna passerar. Det som en gång var mörkt ska bli ljust igen och vice versa. Luften är likadan men har förflyttat sig kilometer i samma stund som ditt andetag andas ut och mitt in. Det går inte att höra suset för att jag befinner mig mitt i det. Det blåser inte i min skog för att jag har skövlat alla träd. Men jag har också planterat nya.

Rämnandet av vad som varit blir det som är detta nu. Det går inte att finna diskrepans så det får bli till ett istället. Sammanfogas i kanterna och sammansvetsas i höljorna. Jag skulle gärna bestämma över tiden och inser att kontrollerandet av omgivningen är det enda som får tiden att stå still. Ju mer jag försöker begära av mig själv att vara på ett visst sätt, desto längre ifrån verkligheten kommer jag. Alla försök att undvika fördröjer läkandet. Alla idéer om en alternativ sanning hämmar helandet. Det går inte att styra över. Så jag måste ge upp. Inse att det enda som går att erkänna är att erkännandet är det enda sanna. Jag måste vara allt, även det jag avskyr. Jag måste ha allt, även det jag plågas av. Jag måste veta allt, även det som gör så ont att jag går mitt itu.

Jag kommer tillbaka annorlunda. Jag anländer som ny. Med vidgat perspektiv och panoramafönster. Mitt blickomfång sträcker sig förbi det som mina ögon aldrig ville uppfatta. Jag kan se på det jag aldrig velat betrakta. Finnas till i det jag aldrig velat uppleva. Rummet blir utomhus men denna gång utan gränser. Det finns inga platser som inte kan besökas, ingen skugga är gömd, det mörka har fått smaka ljus och nu ser jag. Allt arbete fick bekänna färg och den målar en regnbåge varthän jag tittar. Det suddiga är nu klart, det otydliga tydligt. Jag ville ge upp men stod ut. Jag ville sluta men fortsatte. Tack vare den relationen. Att den skapades när något annat förstördes. Precis där. I det infernot. Där finns vi båda.

Blundar hårt
Axlar får närkontakt med öronen
Spelar fiol på den hårt knutna ryggen
Håll allt borta, håll allt borta
Ingenting går att förtränga
Uppskjutandet i evighet håller aldrig i längden
Det går inte att prata i termer om rättvisa, för det
här följer inga lagar
Inget reglemente tas i beaktning
Men ont gör det
Fruktansvärt ont
Vilken person som helst skulle vilja undvika den
smärtan

Det går inte att fly för alltid
Allting kommer ikapp
Och det är för det bästa
Ett liv i skräck är inte värt det
Stanna upp. Känn efter. Var rädd. Men våga
ändå.
Även då det känns som att känslorna skulle
kunna döda mig
De kan de inte, tvärtom
Utan mina känslor, så dör jag.

Så hamnar vi bredvid varandra. Tätt intill. Kan
se på varandra på ett helt annat sätt. I ett helt
nytt ljus. Acceptansen till läkningen går att röra
vid. Förnuftets kapitulering går att ta på. Det är
precis som det ska vara i en värld som inte är
vad den skulle vara. Därför blir det så tydligt:

Om världen inte tänker trösta mig, så tän-
ker jag göra det.

Om världen tänker ta sönder så kommer
jag laga.

I nyanserna finns chanserna. I skiftning finns ny riktning. Jag ska leva med allt jag är, har, var, ska bli. Det finns plats för oss båda. Det finns plats för allt. Så sätt dig ner. Ta ett djupt andetag. Andas. Kan du känna det? Luften som går igenom vår kropp, ner i lungorna och ut i våra celler. Hjärtslagen som fraktar runt den vätska som håller oss vid liv. Kroppen. Den är vår. Din och min. Temperaturen har sjunkit nu när du är närvarande. Lemmarna är spända och musklerna hårda. Ett pansar har byggts upp kring vårt största organ. Ögonen har svartnat och käkarna är sammanbitna. Ingenting ska nå oss här. Inget ska kunna skada oss.

Men vi är inte längre i fara. Försök att mjukna. Slappna av i händerna och släpp taget om kampen. Jag vet att vad som än kommer så klarar vi av att hantera det. Så mycket har det brunnit på vår mark att jag är övertygad om att känslorna som lever i askan inte kommer vara det värsta som har hänt oss. Jag säger det med en stor sorg men också med en övertygelse att vi är starkare än allt som försökt förgöra oss.

Du behövdes då. När allt stod i brand och helvetet var en plats på jorden så räddade du oss. Kämpade för vår överlevnad och lyckades. Jag är dig evigt tacksam för allt du gjort i försök att stå ut. Även alla de val som fattats på felaktiga premisser och falska grunder. Du gjorde vad du kunde. Utifrån vad du kunde. Du gjorde det du visste utifrån vad du visste. Jag kan inte vara arg på dig för det. Inte när jag sitter här idag och lever. Mycket tack vare dig och ditt pansar.

Att en gång ha splittrats innefattar en kamp om att bli ett igen. Viljan att föra ihop alla de vilsna ljusen som irrar omkring. Och där är vi nu. Vi vill inte längre vara hårda och kalla. Avstängda och nedstängda. Vi vill inte bli tysta som muren och svarta som natten. Hatet behöver inte pumpas omkring i våra vener och inga rakblad behöver spilla vårt blod. Vi är förbi det. Det är över. Och vi klarade det. För vi sitter här idag. Du och jag. Jag och du.

Du som är jag, jag som är du.

Splittrad helhet. Samlad skärva.

Oss. Vi. Tillsammans.

Vid liv.

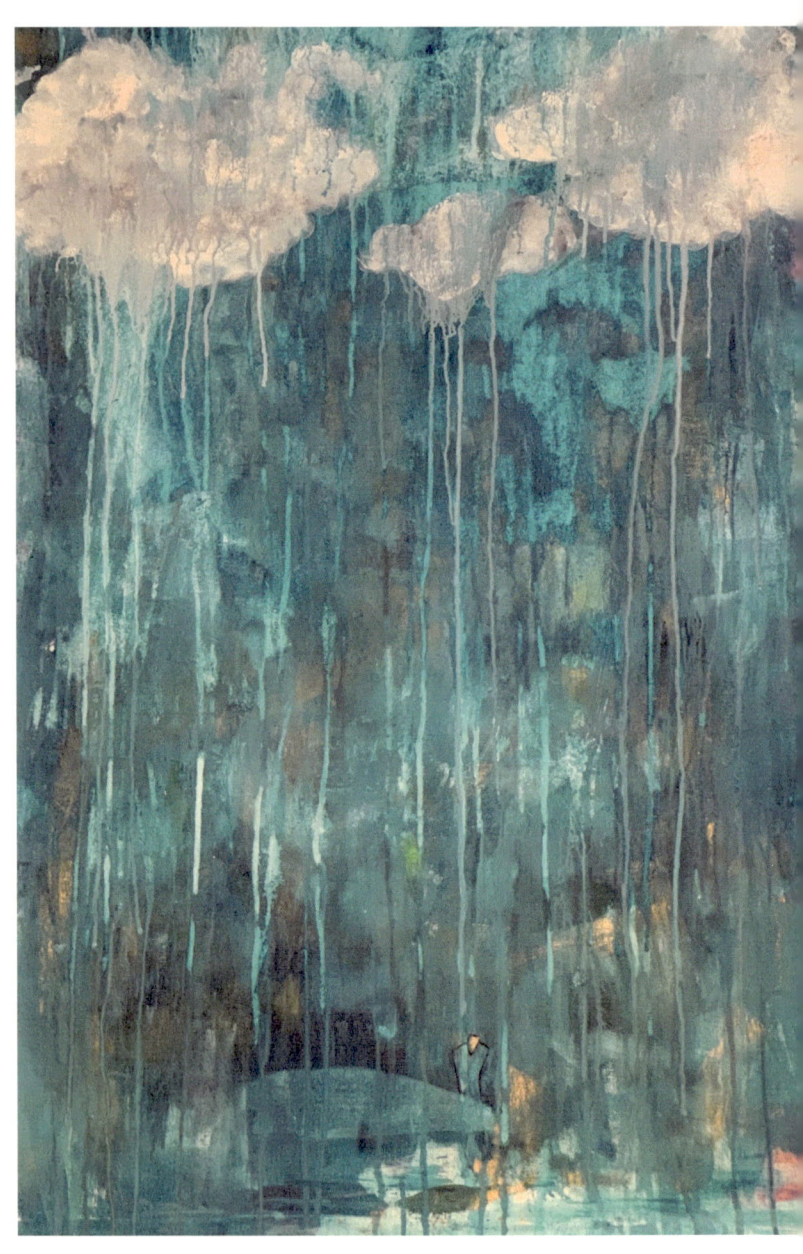

Själens spegel
Jenny Fredriksson

Pusselbitar

Lena Posselwhite

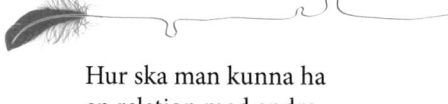

Hur ska man kunna ha
en relation med andra
när man inte kan
relatera
till sig själv?

Vad är ens självet?
Splittrat.

Vilken bit av mig
är det som tycker
om dig?

Splittrad.
Som ett pussel
med bitar som
inte passar
ihop

Jag bryter mig ut ur
mig själv
och blir en del av
dig
när jag inte kan vara
mig

Shapeshifting

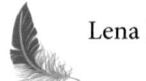

Lena Posselwhite

Vänd ljuset mot ditt ansikte
och visa mig vem du är.
Jag ser in i dina ögon
och ser min spegelbild.
Om jag är du
och du är jag
så kan vi byta skepnad
med varann.
Se'n byter vi tillbaks igen
när vi vill hitta hem.
För vem kan vi fråga om vägen
när vi går vilse i varann?

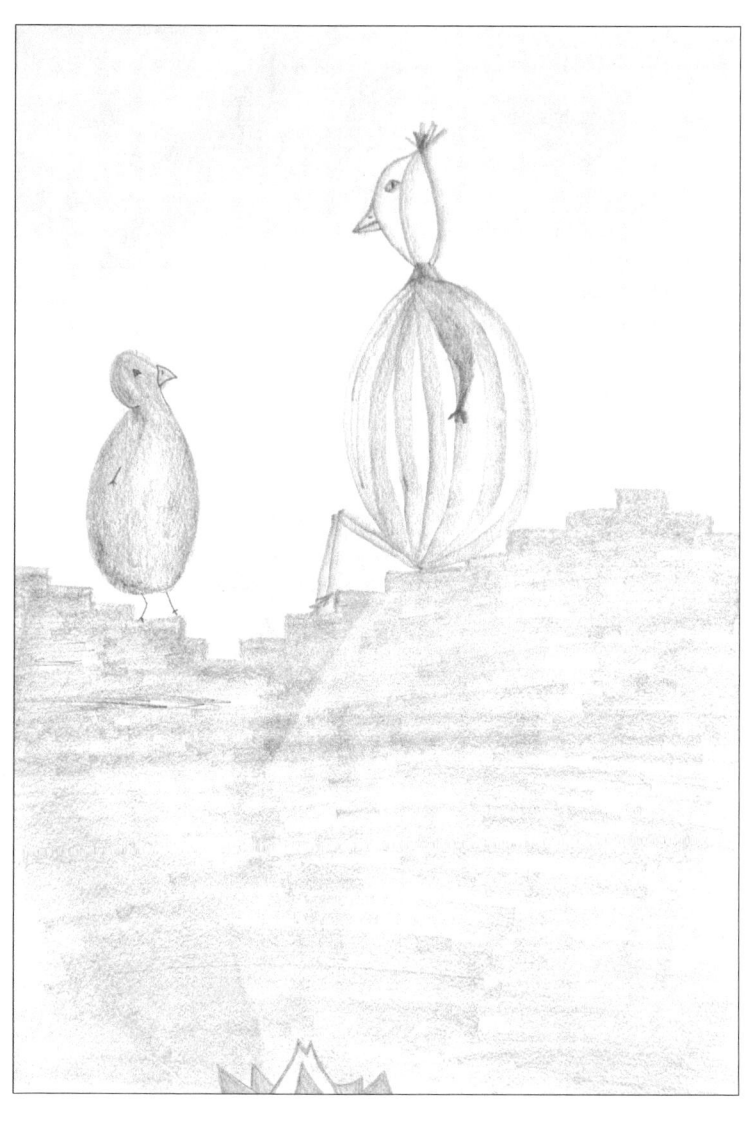

Att mötas
Elie

Snö

Sofia Risman

Snöflingeglitter
viskar vindens
iskalla smekningar
Frostens konung
dansar ensam kvar
i vinterskrud
Isdrottningens kyliga blick
fördimmar synen
på människans
vinterdvala
Snöflingeglitter flyger i
luftens ande
Solen värmer
anden
Rökmolnen från
människan
stannar i
vindens väsen

Du

Sofia Risman

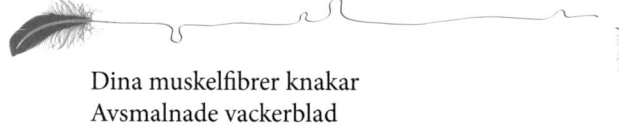

Dina muskelfibrer knakar
Avsmalnade vackerblad
slingrar sig upp längs din stjälk
Din rot, i världen,
så som himlavalvets hela rymd,
förs dina rottrådar ner, där de är trygga
i myllan
Stammen din, böjer sig
i den mjuka vårens kyliga bris
Du luktar rök och sotsöt

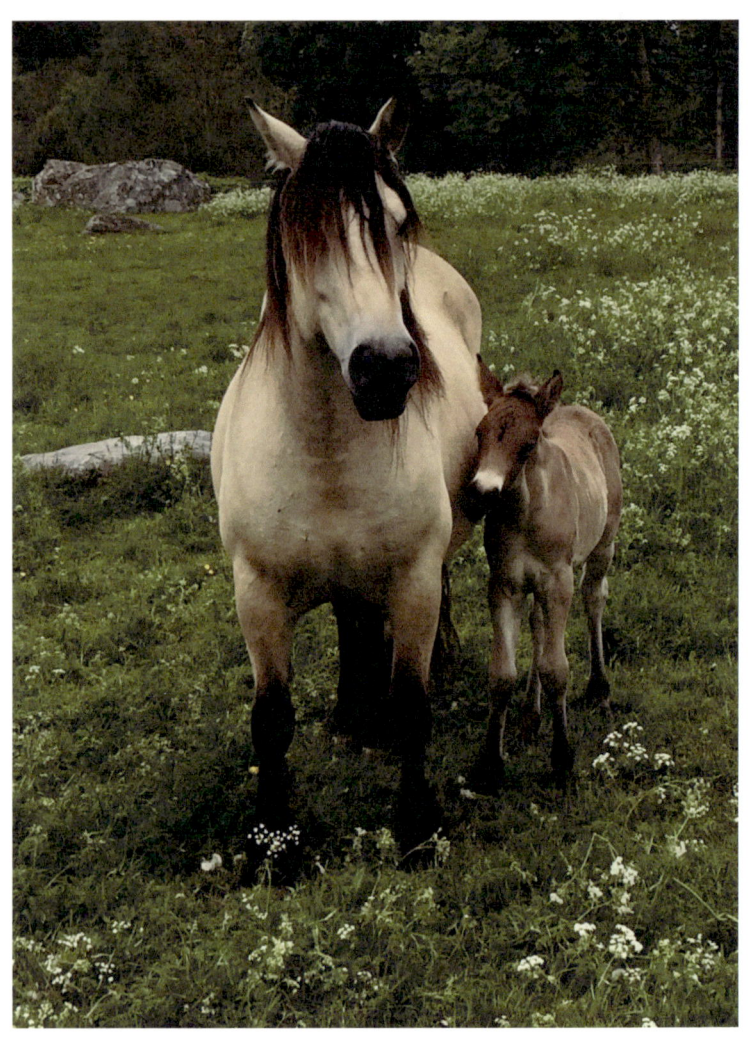

Stora och lilla
Lena Posselwhite

Relationer har fungerat olika

ek

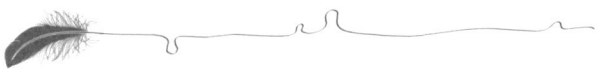

Om du frågar mig idag hur det är för mig att ha relationer, så skulle jag svara att det är svårt. Sammanfattningsvis är det ungefär såhär: jag har några få relationer som fungerar okej. Det är inte självklart längre att de fungerar och utvecklas. Jag får liksom kämpa för att orka ha dem, vilja ha dem och känner mig ofta otillräcklig. Det är sällan jag kan dela min process och ta in den andres berättelser.

För mig och de andra delarna i systemet finns inget "före dissociationen" eftersom jag blev utsatt för övergrepp som liten. Dissociation och uppdelning blev antagligen sätt att försvara mig mot det obegripliga. Det var länge omedvetet och jag jobbar fortfarande hårt med att hitta ord och borttappade känslor, för att kunna förstå, hantera och acceptera livet med strukturell dissociation. Det är det enda liv jag har. Och mitt i det vill jag försöka skriva lite om relationer. De har ju också alltid funnits men har förändrats väldigt mycket de senaste åren.

De gamla relationerna som bygger på den jag var innan min krasch för ungefär 6-7 år sedan är väldigt oklara nu. Ingen vet hur de kommer se ut i framtiden och om de alls kommer finnas kvar. För det mesta är jag helt oförmögen att ens tänka på dem utan att få panik och vilja dö. Det är olika relationer, både sådana som var jättenära och de som var ytligare bekanta eller knutna till sammanhang som jobb eller intressen. Jag är ofta orolig för hur det ska gå att bygga vidare på de relationerna eftersom de skapades då jag omedvetet dolde den strukturella dissociationen och inte hade förstått själv. Det kändes lätt att få många relationer då. Jag anpassade mig, jobbade hårt, engagerade mig i projekt, intresserade mig och läste av andra. Kanske blev det för många relationer? På något sätt var det nog ett försvar att ständigt passa ihop med alla för att inte riskera att bli skadad eller hamna i "onödiga" konflikter.

Förut hade jag också många viktiga relationer med barn i min omgivning. Jag ville gärna umgås med barn och vuxna ungefär lika mycket. Det märktes också i mitt yrkesval eftersom jag valde att jobba som pedagog. När jag kraschade och blev sjukskriven förändrades också alla mina relationer till barnen. Det är fortfarande jobbigt att tänka på. Jag tror det är för att det fortfarande känns viktigt. Vuxna har ett viktigt och stort ansvar i relationen till barn. Det är jättesvårt att både ta ansvaret för sitt eget trasiga, dissociativa system och samtidigt kunna vara en tillräckligt stabil vuxen så att relationerna till barnen ska vara bra. Jag har inte hittat dit så nu behöver jag backa i barnrelationerna ganska mycket, för allas skull. Hoppas det är rätt sak att göra.

De nya relationerna som tillkommit sen kraschen och därmed under tiden som sjukskriven, är lite annorlunda. Fler delar av mig kan vara närvarande. Men människorna jag har de här relationerna till vet oftast inte det. Jag har ganska svårt att förklara och prata om det. Hoppas det kan bli lättare någon gång. Nu jobbar jag på att inte investera allt jag har i alla relationer. Kanske kan jag orka då? Ibland märker jag att delar av mig som förr var i stort sett enväldigt ansvariga för relationer, försöker bestämma allt och ta över även nya relationer. Det kan kännas som en bra idé en stund men börjar alltid skava och glappa efter ett tag eftersom jag inte kan och vill ha relationer på det sättet längre. Jag tror det beror på att de delarna egentligen blev utmattade av att vara så förbaskat högpresterande hela tiden. De delarnas utmattning har nog lett till att den strukturella dissociationen har "kommit fram". Det är tufft men betyder också att jag har fått en möjlighet att försöka ta hjälp och söka sätt att läka.

En del nya relationer är svåra för att de blivit viktiga i mitt liv utan att jag egentligen hängt med. Plötsligt känns någon viktig fast jag inte riktigt orkar känna det. När det handlar om privata relationer försöker jag tänka att jag kan backa lite, tänka efter, ge det tid och se vad som händer. När det handlar om vårdpersoner är det ännu svårare. Jag behöver knyta an för att kunna läka men hamnar också i en otrygg situation eftersom de kan bytas ut, sluta sitt jobb, få nya direktiv eller av andra anledningar avsluta vår kontakt. Jag har både bra och dåliga erfarenheter av sådana avslut och får försöka navigera utan att gå vilse i rädslan för att behöva dem eller bli för beroende. Det kan innebära att försöka lita på dem som säger att de vill och kan hjälpa, våga behöva deras hjälp, men inte hänga upp allt på att de ska finnas till hands. Det är viktigt att försöka se möjliga vägar utan dem. Dessutom har jag behövt söka, och kämpa för, mer hjälp och stöd när det befintliga inte räckt till – svårt! Olika delar har så olika strategier och viljor när det gäller att stå ut och klara sig igenom dagarna.

Sen har vi en liten egen kategori som är den kärleksrelation jag lever i just nu. Den växte till något mer än bekantskap i samma veva som jag kraschade, vilket såklart var väldigt kaotiskt och oklart då. Det är 6 år sedan och mer stabilt nu men med återkommande fallgropar. Vi pratade och pratar fortfarande massor om att ta det lugnt, inte behöva definiera relationen och om hur det är att ha en relation med psykisk ohälsa och kamp högst närvarande, istället för att ha en elefant i rummet som det inte pratas om. Jag har en lite (än så länge) normbrytande syn på relationer. Jag är ganska noga med att vi inte behöver vara allt för varandra, att jag tror att flersamhet och olika slags öppna relationer och familjebildningar är högst möjliga och ofta bra lösningar. Jag har ju levt på olika sätt och det här, väldigt tvåsamma sättet, passar mig nu men det måste inte alltid vara så. Dessutom innehåller den här relationen den unika kombinationen av att min sambo kände mig lite innan jag kraschade och har sedan kunnat följa med när jag börjat förstå mer om dissociation och allt annat livsavgörande som pågår just nu. Det kanske gör att den här relationen har unika förutsättningar att utvecklas utifrån både "då" och "nu", in i "sen". (När jag läste igenom det här senaste stycket såg det ut som att jag hade tydliga tankar, åsikter och preferenser. Det ser ju bra ut, men det känns inte så tydligt inuti, som det ser ut i skrift.)

Jag vet förstås inte hur det blir sen. Hur blir det att ha relationer i framtiden? Om jag utgår ifrån hur det är nu och utifrån mina erfarenheter så tror jag att jag kommer att behöva ha färre relationer än jag hade tidigare. Kanske framför allt färre nära personer där jag upplever mig som viktig för deras överlevnad. Jag har haft en tendens att göra mig, och tro mig vara, livsviktig för många personer och därmed burit onödigt och omöjligt mycket ansvar.

Jag har aldrig haft relationer utan påverkan av strukturell dissociation så jag vet inte hur det skulle vara utan den. Jag konstaterar i alla fall att relationer har verkat fungera väldigt bra för mig under en lång period och nu är mycket, mycket svårare men kanske mer hållbara i längden.

Utnyttjad och övergiven

Lena Posselwhite

De människor som haft
relationer med Stora
har utnyttjat hennes
kapacitet och förmågor.

Och de som haft
relationer till Lilla
har inte tyckt om
henne.

De har övergivit

henne.

Precis som

hennes

mamma gjorde.

Spegel, spegel
på väggen där

Sofia Risman

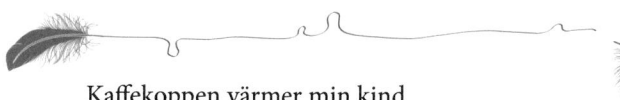

Kaffekoppen värmer min kind
Jag ser dig bakom fönsterglaset
Visst vill jag försvinna
Men här är du
Och här är jag
Vi blickar på den andres själ i vänster öga
Jag bär ett drev som vill ut, bort från dig
Jag vågar inte dig
När klockan slår tolv och dagen är över
hotar själens mörka natt
Dina trådar till mig är kärlekens
Men jag vågar inte dig

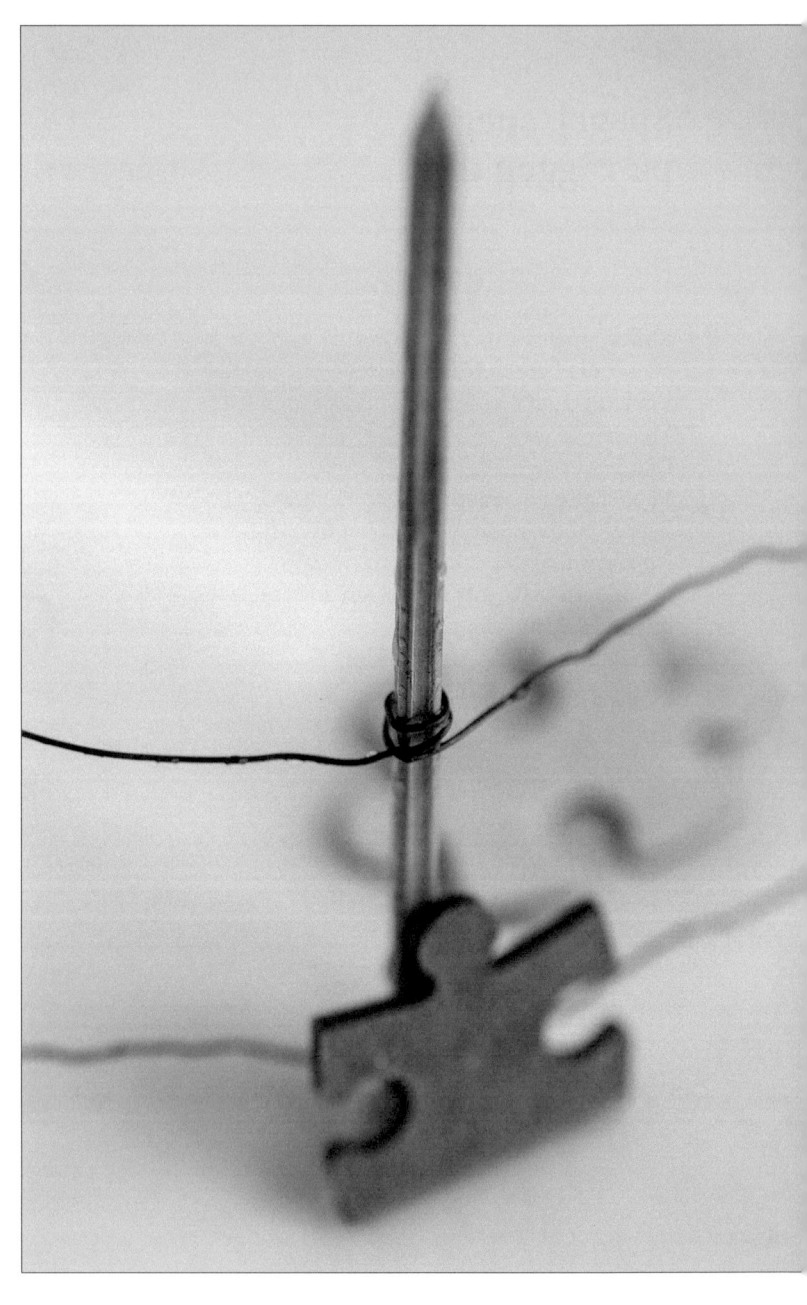

Bara skal utan val
Marie Anette

Dockan

Marie Anette

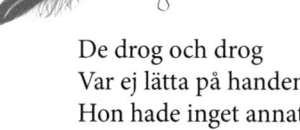

De drog och drog
Var ej lätta på handen
Hon hade inget annat
val än att följa med i
deras galna parad

Försökte rycka när det
var möjligt
Luckan öppnades och
trådarna släppte
Hon föll hårt
Inget skyddsnät
Mörkt och kallt blev
ljust och varmt i
frihetens famn

Dockan är död det har
den alltid varit
Bara skal
utan val

Men hon lever det har
hon alltid gjort
Nu
Då
I sin inre vrå

Relationen inuti

Lena Posselwhite

Det börjar dagen före julafton. Stamp, stamp, stamp! Lilla är arg. Hon stampar i golvet, skriker och kastar saker. Fast egentligen är det kanske fel att säga att det började dagen före julafton, för i själva verket började det för länge sedan. Lilla har alltid varit arg men aldrig vågat uttrycka det. Hon tog tidigt på sig att vara den som aldrig gjorde någon annan arg men också att vara den som aldrig blev arg. Hon blev så klart arg ändå – ganska ofta till och med – men bara på insidan. Ingen fick se eller märka av hennes ilska. Det var så mycket bråk ändå mellan de andra familjemedlemmarna. Lilla blev arg på insidan när någon sa något dumt till henne och när hon blev orättvist behandlad på andra sätt. Hennes strategi blev att vara så elak mot sig själv att ingenting någon annan sade till henne skulle kunna göra lika ont. Lilla skulle vara elakast av alla. Men bara mot sig själv, aldrig mot någon annan.

Under ett antal år nu har jag märkt att Lillas pansar börjat krackelera. Lilla blir arg hela tiden. Hon får plötsliga raseriutbrott. Alltid bara mot saker, aldrig mot människor – för när det gäller människor är ilskan farlig. Då kan den andra personen ge tillbaka, och det är nog det som Lilla är mest rädd för på hela jorden. Men dagen före julafton hände något nytt. Lilla var arg redan när hon vaknade. Den här gången hade det inte hänt någonting dagen innan, och hon hade inte heller haft någon dröm som kunde ha orsakat hennes ilska. Men arg var hon. Som ett bi.

Förra vintern fick Lilla en nattlampa i form av Lilla My. Då blev hon så glad att hon hoppade upp och ner av glädje. I höstas köpte jag en fin barnbibel åt henne, *Barnens bästa Bibel*. Jag läser och Lilla tittar på de fina bilderna. Hon älskar verkligen illustrationerna i boken, och jag tror att hon kanske tycker extra mycket om den för att hon fick den av mig, för så här glad och uppspelt har hon inte varit på en hel evighet.

De här gåvorna har gjort att vi fått en lite bättre relation, Lilla och jag. Vi pratar mer och hon är inte så elak längre. Jag har tackat henne för att hon har försökt skydda oss under alla år. För det är ju faktiskt det hon har gjort, försökt skydda oss från andras elakheter och från att tappa kontrollen över vreden. Sedan att det inte alltid har fungerat så bra är en annan sak. Hon har ju gjort sitt bästa i alla fall, och det ska hon ha tack för. Vi har pratat om att den allra viktigaste relationen är den inuti. Det är så klart viktigt att ha bra relationer med andra människor också, men relationen inuti är den mest grundläggande. Den bär vi med oss hela tiden, och den påverkar allt vi gör och säger. Ja, den påverkar även våra tankar, vår självkänsla och mycket, mycket mer.

Jag ställde nyligen frågan till Lilla:

"Om du skulle använda din energi till något annat än att vara arg och elak, vad skulle du vilja göra då?"

"Jag vill leka!" Svaret kom omedelbart.

Det är så självklart egentligen, men jag har väl varit trög som inte har fattat det. Så klart hon vill leka; det vill ju varenda unge.

Jag har beställt fingerfärg som vi ska leka med. Och så ska vi köpa brädspel för det önskar hon sig också. Och barnböcker. Men sedan måste vi fundera på vad vi mer kan göra som är kul. Vi vet inte riktigt hur man gör för att ha roligt.

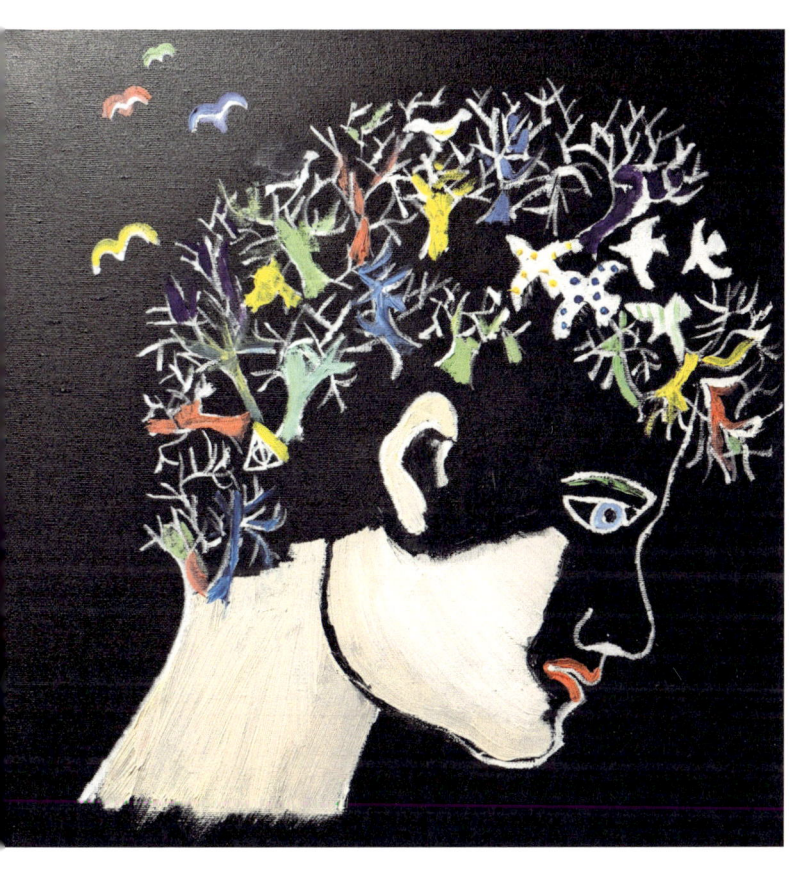

The forest of many minds
Systemet Joy

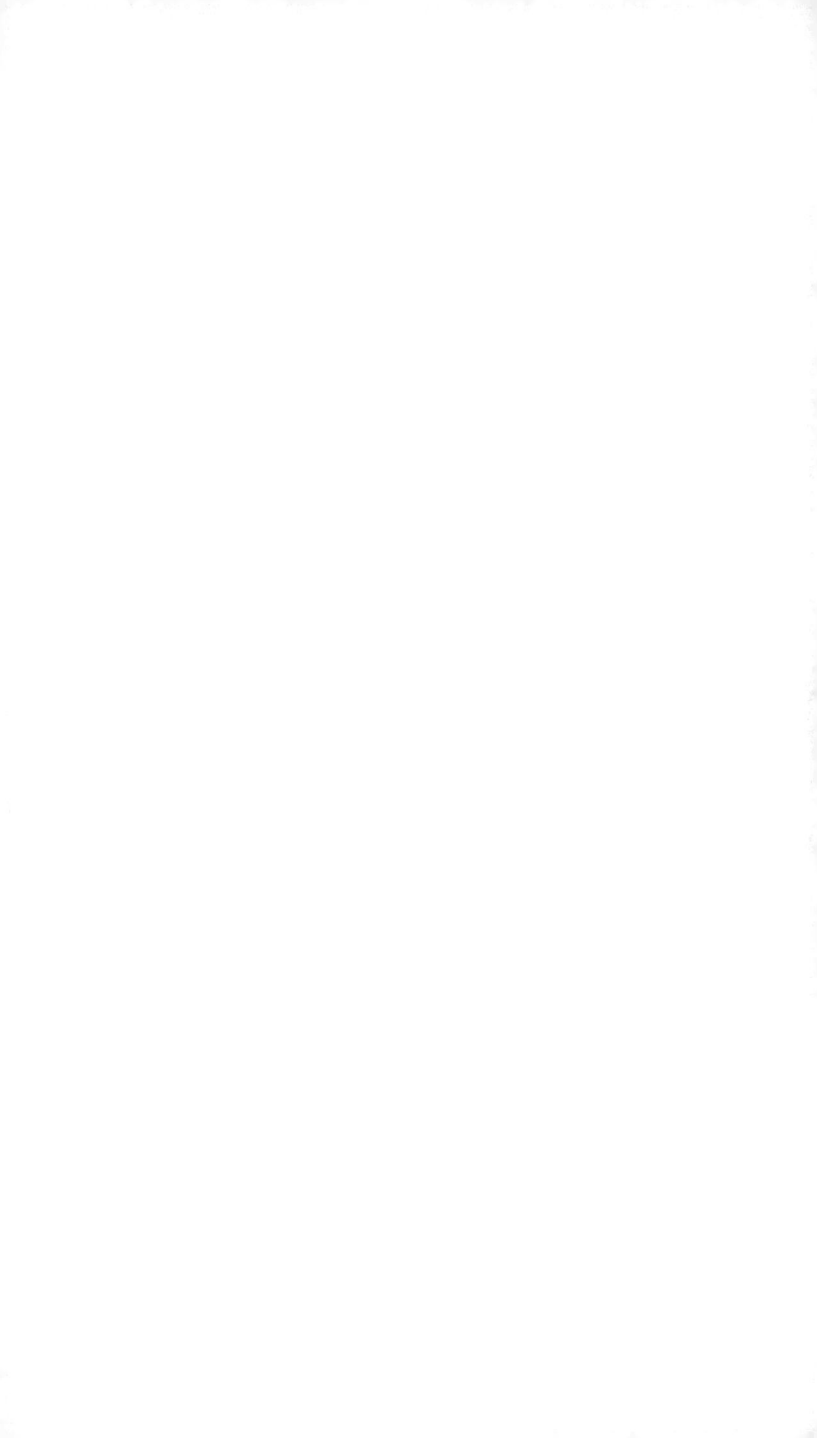

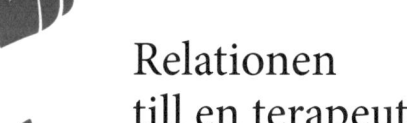

Relationen
till en terapeut

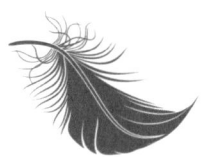

Du finns

ek

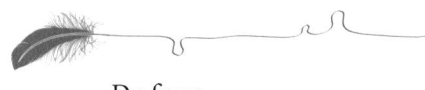

– Du finns.
– Ja, jag finns.
– Du är en människa.
– Ja, jag är en människa.

Jag testar påståenden när dissociationen gör allt svårt att greppa.

Du bekräftar, svarar och hjälper mig så småningom vidare, när jag kan.

– Ta bort mig. Jag finns inte. Ta bort. Snälla, ta bort mig. Ta bort. Det blev fel. Äckel. Ta bort.
– Hör du min röst? Jag är kvar här. Det är bara du och jag här, på golvet i mitt arbetsrum.

Jag faller mellan delarna eller är i någons våld och försöker slå bort mig, oss, allt.

Du berättar var vi är och försöker hitta fram till någon tanke eller något sinne hos mig som fungerar med närvaroankare och trygghets-ankare. Du flyttar med mig ner på golvet om det behövs och säger att det inte gör något om jag inte kan sitta i stolen.

– Nej... aj... v...var...var... slu-ta... kan... in...in... inte, inte, inte, sluta.
– Är det något som känns farligt här inne just nu? Jag ser att du kämpar.

Det kommer bara hackiga ljud och ord, kroppen lyder inte, allt är trasigt och den oförklarliga skräcken tar över. Du verkar veta att det är utom min kontroll. Du upprepar och bekräftar att du vet att jag gör så gott jag kan. Du tar inte för givet att upplevelsen av trygghet i rummet är konstant.

– Jag tänker på de som jag kanske vill orka ha i mitt liv sen. Nu orkar jag nästan ingen. Och ifall jag kommer orka ha kvar mitt jobb. Det var ju det bästa jobbet jag kunde ha, tyckte jag förut. Jag tänker på vilka delar som... och ifall man kan jobba och...

Jag tystnar, du väntar, tid går och jag vet inte exakt vad som händer. Sen är det nog en annan del som börjar prata:
– Jag vet inte vad ni pratade om.
– Kom du nu?
– Ja, eller jag vet inte.
– Vill du att jag ska sammanfatta?
– Nej.
– Okej, vad vill du prata om?

När jag vill prata om framtiden, eller annat som snabbt blir för svårt, engagerar du dig och lyssnar i samtalet. Sen väntar du in om det blir avbrott. Om du märker att det är någon annan del som tagit över möter du den och kräver inte att vi ska hitta tillbaka. Vi möts där jag hamnat efter skiftet av delar för att sedan ta oss vidare tillsammans.

– Jag ska inte vara här.
– Varför då?
– Jag är fel och jag kan inte det här. Jag vet inte.
– Du är en del av ett system och ni är alla välkomna här. Ni är bra på olika saker och du försöker också hjälpa, på ditt sätt.

Du säger att alla delar är välkomna. Du har träffat flera och är inte rädd för dem. Ibland har du pratat om något med en annan del, som jag inte hörde. Du kan berätta det igen så fler får möjlighet att hänga med, säger du. Du frågar om jag vill att du ska rita också, ifall jag har lättare att hänga med då. Och du säger att det inte gör något om jag inte förstår.

– Jag försöker gå nu. Jag ska... Måste bara hitta...
– Ingen stress. Du behöver inte skynda dig. Ett steg i taget. Vad behöver du göra nu, allra först?

När vi ska avsluta är det ofta svårt för mig. Det är så otroligt svårt att orka möta världen och fortsätta dagen. Ibland tar det lång tid och jag är rädd att vara till besvär men du säger att det inte är bråttom. Du har visat mig flera gånger att du menar det.

Jag får maila dig också, mellan gångerna vi ses. Du svarar ganska kort och bra, när du kan.
    "Jag orkar inte. Försöker ta en sak i taget. Måste springa, har redan gjort tusen saker men det räcker aldrig. Så otillräcklig, ohållbar. Du finns."

"Bra att du försöker fokusera på en sak i taget. Om du vill kan vi prata mer om hur dagarna kan bli mer hållbara, när vi ses. Jag finns och du får skriva."

Ibland kan vi prata om saker jag skrivit, ibland inte, men du har fått fler ledtrådar till helheten och jag orkar fortsätta lite till när jag fått skriva. Det är den där svåra helheten jag behöver hjälp med, inte bara delarna som kan köra bil till terapin, gå in i ett sjukhus, möta människor i väntrum och våga, kunna prata med dig på riktigt.

– Du ska försvinna nu?
– Nej, jag finns kvar här.
– Du ska sluta?
– Jag har inga planer på att sluta mitt jobb här nu.
– Säger de till dig att du inte ska finnas kvar när jag får annan hjälp?
– Nej, det är okej att du får hjälp av flera parallellt. Vi jobbar som ett team.

Rädslan kommer ut som påståenden med frågetecken i och sen kanske jag vågar ställa frågor som är formulerade som frågor. Rädd att det är för bra för att få finnas kvar. Lite rädd för att du inte ska orka men mest rädd är jag nog för vårdsystemet, där relationer inte är viktigast utan resultat och siffror. Där någonstans finns systemfelen där saker inte får kosta för mycket och ska avslutas för att pengarna ska räcka till andra och annat. Det blir dyrare i längden, att lämna mig så länge jag mår dåligt men som sagt, systemfel. Den här rädslan har misstolkats som separationsångest och ovilja att gå vidare. Jag har nog separationsångest ibland, men den är oftast hanterbar om separationen beror på saker i relationen eller livets outgrundliga svängar, men kan vara svår när den beror på att något viktigt tas ifrån mig på grund av systemfel. Vi vet inte hur länge den här relationen kommer att behövas. Behov är något av det svåraste jag vet. Men relationen finns nu och är på riktigt, försöker jag hålla fast vid.

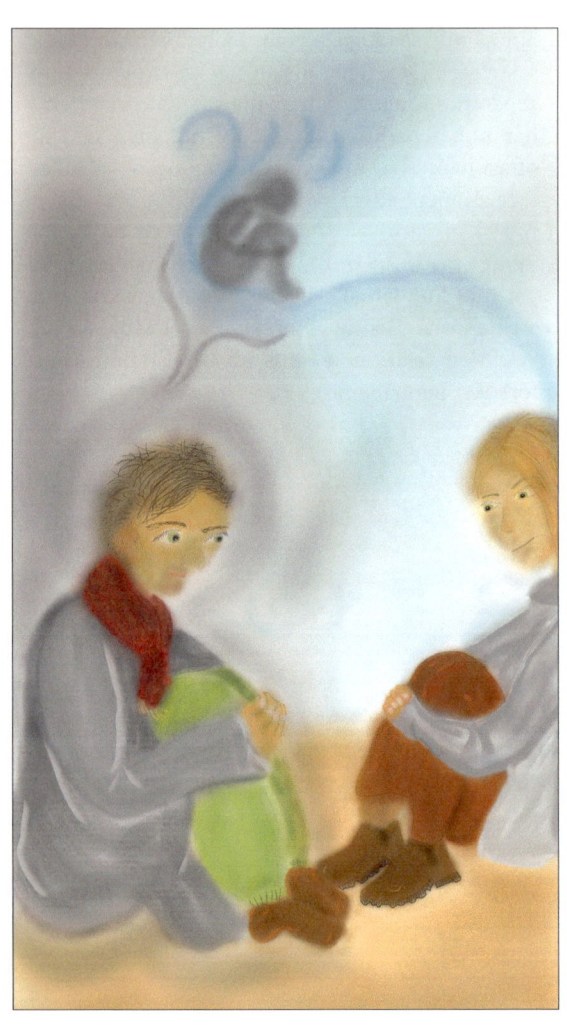

Följa, mötas, fortsätta
ek

Att välja en ny stig

Mina

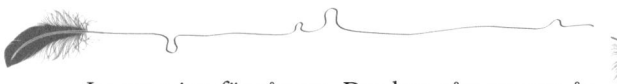

Jag tror jag förstår nu. Det har gått ett par år sedan min terapi avslutades. Inte för att jag var klar, utan för att jag blev sjuk. Kroppen behövde lägga all kraft den hade på att hantera sjukdomen, den fortsatta terapiprocessen behövde avvakta. Sjukdomen gick inte över och terapin avslutades. Länge upplevde jag det som att jag var som ett öppet sår. Som att terapin inte hunnit längre än till att plocka isär de delar som var jag, en process som skulle varit riktig om den fått fortgå. Men nu stod jag handfallen och orkeslös med alla mina delar utan förmåga att själv sammanfoga dem. Minnet av terapin blev under en tid till något orörbart. Terapeuten visade tilltro till det vi hunnit göra och jag förstod inte, men orkade inte heller se närmare på det.

Nu tror jag att jag förstår mer. Terapin som avslutats pågår ändå, i mitt inre. Lite som att jag tillsammans med terapeuten bytt riktning. Jag hade inte riktigt förstått det, men jag förstår nu. Under terapin hade jag börjat vandra bort från det mörka kärret, som jag trott var det enda som fanns för mig. Jag var så rädd och så trött när jag gjorde det, men jag valde att gå i riktning mot en stig. Och den stigen ligger kvar framför mina fötter, också idag.

Jag tror jag förstår mer nu. Det viktiga för mig var inte orden som sas, utan hur de delades, och hur de blev början till en omvandling från att vara mina innersta svartaste hemligheter om mig själv, om den som var jag, till en berättelse om vad de gjorde mot mig. Mot barnet jag var. Om hur hela mitt liv inte blev som det skulle, för de tog ifrån mig det. Inte för att jag var född till det, inte för att jag förtjänade det, utan för att de bestämde det redan när jag var så liten att jag gick miste om upplevelsen av att det fanns alternativ.

Terapin kom att bli en transformation. Jag gick från att vara den som var oren, värdelös och meningslös, till den som blivit fråntagen att vara människa.

Jag tror jag förstår nu. Terapi är inte bara att plocka isär och syna spillrorna tillsammans med en terapeut. Det är att få återgå till att bli en människa tillsammans med en annan människa. Att få uppleva en relation som går att lita på, luta sig mot. Det är en stadig blick att landa i när minnena gör så ont att det inte längre går att avgöra om det är jag själv eller det jag varit med om som sliter med sådan kraft att jag bara vill försvinna.

Det är ett sms med frågan om vart jag tog vägen när jag inte kommer på avsatt tid. Inte som en anklagelse, utan som en del i en relation som är "vi", som ingått ett förbund om att göra det här arbetet, möta det allra svåraste, tillsammans. Det är erfarenheten att bli mottagen på ett sätt där empati och förståelse alltid kommer först. Och faktiskt också en erfarenhet av att, trots att jag sällan känt mig så vilse och svag som där, bli mött som en människa med både smärta och kapacitet. En tilltro till förmågan att genomleva det svåra och resa mig. Terapi var uppmuntran att se ur fler perspektiv än "inifrån", och det var upplevelsen av en relation som tar emot hela mig, allt och alla jag är. Oss. Sju.

Min terapeut behövde bygga sju relationer med alla de som är jag. På olika sätt, utifrån olika behov, åldrar och förhållningssätt. Ibland hjälpa mig att hantera motstånd hos någon, eller göra någon annan trygg. Ibland avlasta mig från skuld när någon av oss gjort oss illa, ibland vägleda mig att själv ta hand om de andra eller påminna mig om mitt ansvar att låta alla delar finnas och respekteras. Under perioder har jag upplevt hur hon burit mig, så som ingen annan någonsin gjort. Andra gånger har hon lite milt men bestämt föst fram mig att själv orka. Så många delar i terapin var värdefulla på så många olika vis. Jag ser det nu. Förut mindes jag mest kampen och smärtan, det fruktansvärt plågsamma i att gå tillbaka och återuppleva. Att riva i det gamla jag så länge försökt slippa tänka på och dessutom samtidigt slita upp alla de barriärer jag skapat i mitt liv för att slippa minnas. Kaos. Men det var nödvändigt att göra parallellt, tänker jag nu. Annars blev det som att försöka rengöra ett infekterat sår i terapin och efteråt trycka på det gamla smutsiga plåstret igen på vägen hem. Alla rutiner och strukturer med syfte att avhålla mig från att bli påmind behövde avslöjas och hanteras.

I terapin fanns inga frågor som inte fick beröras. Vi talade om den jag inte blivit, för att de tog ifrån mig möjligheten att vara ett vanligt barn. Vi talade om konsekvenserna i mitt liv och terapeuten hjälpte mig att komma fram till att ställa frågor jag aldrig tidigare ens förstått att jag behövde ställa. Jag minns alldeles särskilt ett tillfälle när jag trodde vi var inne på ett enkelt, ofarligt ämne, om rutiner i hemmet. Jag var trött och belastad och terapeuten försökte avlasta mig genom att lyfta frågan om att prioritera, se om det fanns "måsten" att välja bort. Hon frågade mig hur ofta jag bäddar rent min säng och jag svarade att jag gör det varje dag. Jag bäddade, såklart, rent efter varje natt min äckliga kropp legat i lakanen och jag skrubbade min kropp i omväxlande varma och iskalla duschar både morgon och kväll. Det var inte bara en självklarhet utan kändes också som mitt ansvar, att inte gå runt och "äckla ner" där andra människor var. Inget jag någonsin ifrågasatt, inget jag någonsin skulle talat med någon annan om.

Jag bytte kläder flera gånger om dagen och ändå var jag aldrig ren. Jag hade inga tankar om det, det bara var så. Men i terapin sådde samtalen frön av tvivel, störde möjligheten för mig att bara följa mina rutiner, för nu hörde jag terapeutens frågor i huvudet när jag återigen skakade ut det tunga täcket med nytt påslakan, köpte hem två stora flaskor duschkräm och nya skrubbvantar. När terapeutens röst bröt in så fanns inte längre bara "mitt sätt" att leva. Hennes frågor och mina efterföljande tankar om dem påverkade mig. Kanske jag mer upplevde det som att det störde strukturen, gjorde "arbetet" tyngre till en början. Men sedan intresse, vad är "lagom" då? Och till sist vågade jag börja prova på nya sätt, lite i taget. Med det följde insikt om att man kan välja om, göra på nya sätt, välja vad som är "mina sätt". En process som jag tror gick hand i hand med insikten om att det kanske inte nödvändigtvis är jag som är den orena.

Terapin var en plats där allt fick finnas. Jag behövde till sist inte sortera undan sådant som kanske skulle låta konstigt eller galet av mig att säga. Jag behövde inte heller bevaka de andra sex, utan här fanns ett rum för oss där var och en av oss sju fick vara sig själv. Vi började till och från att samarbeta. Det någon inte orkade tala kring berättade en annan. Det en behövde berätta om kunde någon annan slippa lyssna till. Terapeuten blev lite som en sambandscentral, en hjälp för oss att börja förstå varandra, se våra olika roller, vår önskan att beskydda varandra eller på olika sätt rädda oss. Hon lärde oss att söka efter avsikten med någons handling istället för att bara se resultatet. Hon visade oss, genom sitt eget sätt att inte döma, att envist försöka förstå, att vi alla på olika vis försökt hjälpa varandra att överleva. Den vi alla velat vända ryggen för att hon underkastade sig övergreppen, hade varit lika stark som den som försökte gömma sig och den som försökte kämpa emot eller fly. Vi var som en mosaik av olika strategier, för att överleva. Vars och ens strategi bidrog till att vi gjorde just det. Överlevde och tog oss så långt i livet att vi en dag kom till en terapi. Ingens sätt att kämpa, inget sätt att bära, var mer värt än någon annans.

Min upplevelse av att vara galen och bära det som min innersta hemlighet, att vi är sju, luckrades upp lite och började bli till en förståelse för varför vi är sju. Jag fick också erfarenhet av att vi kan samarbeta och bli till ett ganska bra "vi". Där jag är ansiktet utåt, den enda som andra känner till, men där alla ändå får finnas, och på olika vis vara med. Under långa skogspromenader får en av oss möjlighet att fotografera och på badhuset får en liten busa med mitt barn i vilda vattenlekar. Vid julbaket får en välja musiken, en annan vara med och pikera, och mitt barn får både en mamma och en lekkamrat, utan att veta om hur det hänger ihop.

Jag trodde, en tid in i terapin när vi alla sju till sist presenterat oss, att målet skulle vara att bli till en. Men min terapeut hade aldrig det som mål. Hon menade att alla måste få finnas, höras, bli mottagna. Att vi behöver förstå, respektera och samarbeta med varandra. Sedan blir det som det blir.

Jag tror att jag förstår mer nu. Terapin handlade till stor del om relation. Mellan mig och en människa som stod kvar. Som lyssnade på allt, så att det kunde omvandlas från att vara mitt svarta inre till att bli min svarta berättelse om något som hände mig. Terapi var erfarenheten om att det finns människor som är pålitliga, trygga och mottagande. Och terapi var möjligheten att förändra mitt liv från att fortsätta leva i det svarta kärr de sagt var min plats. Den var min möjlighet i livet att våga lyfta blicken och se stigar, skogsgläntor och ängar jag kunde välja att gå mot. Låta dem stanna kvar i det svarta. Resa mig upp och gå.

Du och jag

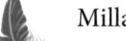

Milla

Vi har den konstigaste relationen du och jag.
Du vet allt om mig,
eller ja, väldigt mycket i alla fall.
Du har delat mina innersta känslor
och nystat upp mina rörigaste tankar.
Du är den som vet mest om mig.
Jag vet inte i närheten lika mycket om dig.

Du är den jag kan bli som allra argast på.
När jag tycker att du inte förstår och inte lyssnar,
då finns det ingenting som är bra med dig.
Då undrar jag hur i hela fridens namn
denna kvinna kan kalla sig för terapeut,
för hon fattar ju ingenting!

Men du är också den
jag kan vara som mest sårbar med,
för jag litar på dig,
mer än någon annan.
Jag vet att du vill mitt bästa,
även när jag inte håller med.

Jag beundrar dig för att du står ut med mig,
med alla mina delar.
Som du säger; hela mitt system.
Jag är dig evigt tacksam
för att du får mig att komma tillbaka
när jag mentalt lämnar rummet

och för att du lockar fram och respekterar
även den minsta av mina röster.

Det är nog inte så lätt att vara min terapeut,
men du har blivit mer än så.
Du är min vän
och jag hoppas att alla som behöver
får träffa någon som du,
för utan dig skulle jag inte finnas. Tack!

Jag finns ju där

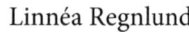

Linnéa Regnlund

Det tog lång tid för mig att förstå att anknytning
är något ömsesidigt. Jag hade under rätt många
år mött något annat i vården, i en psykiatri som
verkade tycka att anknytning bara var något jag
sysslade med, något som dessutom var oönskat.
I psykiatrins system är synen på relationer ofta
som att de är något störande. Det skulle gå lika
bra att prata med vem som helst i personalen,
lita på vem som helst, byta en kontakt mot en
annan, bli flyttad från en avdelning till en annan.
Det skulle kunna ske utan förvarning och utan
att det skulle påverka mig känslomässigt. Som
om det var abnormt, sjukt och avvikande att
fästa sig vid någon, lita på någon särskild eller
behöva tid för att hitta förtroende för någon.
Anknytning var som det värsta bland trygg-
hetsbehoven, ett verkligt mänskligt band, det
skulle undvikas. Vården skulle vara klinisk, på
något sätt mekanisk. Det var verktyg, mediciner,
färdiga modeller som skulle användas. Inte
mänsklighet, relationer, trygghet. Det skadade
mig rätt mycket, det att mina behov blev
klassade som sjuka när jag egentligen bara var
mänsklig. Men det var så, både jag och behand-
laren skulle vara mer som kuggar i en maskin än
som människor.

Jag tänker ofta på anknytning som snören. Det är väl det där att man brukar prata om känslomässiga band, fast att det i mitt fall mer känns som snörstumpar än några fina sidenband. I de flesta sammanhang i psykiatrin blev det som om jag tog mina stumpar och försökte hålla dem för mig själv, fast jag behövde andra så mycket att jag ändå ibland band fast dem vid någon, eller åtminstone försökte. Det var något som kunde tolereras, men aldrig vara önskvärt. Vissa tyckte att det var okej, men i smyg, för att de trodde på relationens kraft men också visste att det var emot systemet. Vi skulle alla vara utbytbara, både de och jag, och anknytning blev ändå mest som att jag band fast mig vid folk fast det var fel. Det var abnormt av mig, nästan lite äckligt, att jag inte bara kunde låta bli att blanda in det där mänskliga.

Den första terapin jag gick i var inom psykiatrin, men den hade ändå helt andra villkor än vården brukat ha. Den andra terapin stod utanför psykiatrins system. Kanske var det nödvändigt för att jag skulle våga bli trygg på riktigt, våga vissa av de saker som varit mest förbjudna inom psykiatrins ramar. Som att anknyta och att tro på att det var okej.

Terapierna var annorlunda än det jag tidigare upplevt i vården. Relationerna fick vara något läkande. Det borde vara självklart. Många trauman sker i relationer och bästa platsen att läka dem är väl i en relation. Det är i en relation det finns möjlighet att bygga upp tillit och trygghet igen, och bara där går det att skapa

trygg anknytning. Det är sånt som kan ha ska-
dats i grunden genom traumatisering. I terapi
kunde det bli tillåtet till slut, det som handlade
om relation. Det blev okej att ha terapeuten i
min inre värld och att behöva ha henne som en
trygg person där. Behöva anknytningen. Det var
inte längre något oönskat som det möjligen gick
att ha överseende med.

När jag upplevde trygg anknytning i terapin var
det som om någon mötte mig med sina egna
snören och band ihop dem med mina snör-
stumpar. Det var omvälvande. Det hade väl
redan varit så ett tag innan jag fick syn på
det och tog in det, men det var en av de stora
insikterna för mig. Att det inte bara var jag som
anknöt. Det var såklart inte jämlikt eller samma
sak för oss, men anknytning behöver inte vara
det. Jag behöver inte vara en trygg punkt för den
som är min trygga punkt.

Det var en så konstig känsla att försöka ta
in det, att inte bara jag anknöt. Att tänka på hur
den andra sidan av anknytningen kunde se ut.
Omsorgen om mig, att det var möjligt att tycka
om mig och bry sig om mig på riktigt även om
jag samtidigt var en del av jobbet. Att det var
något äkta och ärligt där, något som sträckte
ut sig mot mig och skapade en ömsesidighet.
Någon som hade mig i sin inre värld och att det
inte var jobbigt, fel eller hemskt att behöva ha
mig där. Det gick att släppa in mig frivilligt, att se
det som en bra sak. Jag kunde vara välkommen.
Det var konstigt och väldigt ljust.

Med det kom så mycket annat också. Som tryggheten i att veta att jag inte skulle bli bortglömd. Jag trodde det så ofta tidigare, att människor jag haft kontakt med i flera år inte skulle veta vem jag var när jag hörde av mig, eller att deras bild av mig kunde ha ändrats helt och hållet under den tid vi inte hade någon kontakt. För ytliga kontakter kan det ju stämma, men inte för de relationer där det finns anknytning. Det var som om något landade i mig med det där ömsesidiga. Jag visste att jag fanns kvar för terapeuten mellan samtalen. Jag behövde inte börja från noll hela tiden eller vara rädd för att allt skulle ha försvunnit eller blivit annorlunda efter en semester. Min inre bild av henne blev stabilare av det, och tryggheten blev lugnare, inte något att ständigt ifrågasätta. Men också jag blev stabilare. Jag fanns kvar hos någon annan. Inte i en förvrängd eller felaktig bild, inte som något som skulle stå i strid med min egen bild av mig. Inte som i dysfunktionell eller otrygg anknytning där bilden av mig på något sätt blivit skev. Bara som något som speglade mig i vår relation, som ett svar på mina utsträckta snörstumpar, att de fick vara förankrade någonstans, hos någon.

Det är som att den stabiliteten gör mig mindre ensam. Jag hänger inte bara på mig själv. Det som handlar om att jag finns och är någon, det är inte beroende av att jag lyckas upprätthålla det och aldrig tappa det. Jag finns kvar i andras inre världar, hos dem jag anknutit till och som anknutit till mig. Jag började tro att det är möjligt i fler relationer, inte bara i terapirelationen, och upptäckte att det var så. Det hade bara inte gått att se förut, men när jag såg och trodde på det i terapin kunde jag upptäcka det på andra håll också. Det finns anknytning. Jag finns hos andra. Får jag perioder när jag håller på att tappa bort mig själv kan jag hitta tillbaka genom att ha kontakt med dem. Det är som en buffert. Jag finns där, och därför är det möjligt för mig att känna vem jag är genom kontakten med dem. De kan göra att mina konturer blir tydligare, även för mig själv.

Det blir inte lika krampaktigt och ödsligt att vara jag och att finnas till, när det inte är helt beroende av min egen förmåga. Jag finns ju där, hos dem som sträckt ut sina snörstumpar mot mina, i de relationer där vi bundits samman och finns kvar hos varandra. I varandras inre världar. Det är en så stor trygghet.

Det gjorde något med dig

Hanna

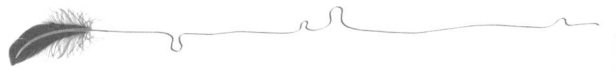

Mail till terapeuterna.

"Igår när du sa det där förbjudna fick jag kalla kårar längs med ryggraden. Vet inte hur jag ska känna inför det. Den lilla jublar och vill nästan dö på en gång i dina armar. Den stora blir rädd. Ännu mer rädd än innan, att du ska försvinna. Vet inte hur hon ska bete sig. Kan hon ta till sig av det du faktiskt känner?

Min tanke och mina känslor blir lugna av dig och din närvaro. Och jag kan inte sluta tänka på hur det skulle kännas att få vara dig nära. Omsluten av dig och din kropps hud. Likt ett kärlekspar, men utan den sexuella driften. Visst har jag funderat på hur det skulle vara, men jag finner inte någon tillfredsställelse i tanken på att få vara din sexuella partner.

Men när du går härifrån ler min kropp och min själ längtar redan till nästa återförening. Och jag måste bara erkänna. Jag är förälskad i dig".

"Varje gång vi ses följer ett avsked. Jag står inte längre ut med smärtan av den seperationen. Om och om igen sker det. Jag bryts ner mer och mer för varje gång.

Den lilla älskar dig och känner sig sviken och övergiven när du inte finns hos henne. Jag måste göra slut på den lilla. Om så den stora förgås samtidigt spelar ingen roll. Det blir en sidoeffekt som jag måste ta".

"God morgon doktorn.
Jag drömde om dig i natt. Vi hade vårt avslutningssamtal. Jag reagerade väldigt kraftigt. Dissociation, panik, skrik, förtvivlan, gråt. Din reaktion var märklig. Jag såg att tårar rann ner för din ena kind. Jag tänkte att du insåg hur illa denna separation gjorde mig och att det var du som var orsaken till det. Och att du kände skuld i det. Det gjorde något med dig.
Det berörde mig mycket. Och det gjorde ont att du verkade bry dig om mig, att du var uppriktigt ledsen för att jag tog skada. Det gjorde ont att förlora dig. Jag var förtvivlad. Det gick åter sönder något i mig. Något som aldrig skulle kunna lagas.
Och nu. Står jag här. Övergiven. Ensam. Jag lägger skadorna av alla separationer på hög. Ett berg av smärta."

"Jag vill säga tack, doktorn. Tack för att du stått kvar, för att du inte gav upp hoppet om mig, tack för behandlingshemmet, tack för tvångsvården under den första tiden där. Den som såg till att jag fortsatte fast att jag ville ge upp.
Tack för att jag fått maila och sms:a dig obehindrat, tack för att du svarat ibland. Tack för att du vågade ta i mig när andra inte ens ville göra det med tång. Tack för din envishet. Tack för att jag fått skälla och rikta mitt hat och min

bitterhet mot psykiatrin till dig. Tack för att du tog emot det. Tack för att du förstod. Tack för att du alltid velat mitt bästa även om jag ofta inte insett att du velat det. Tack för allt, doktor V".

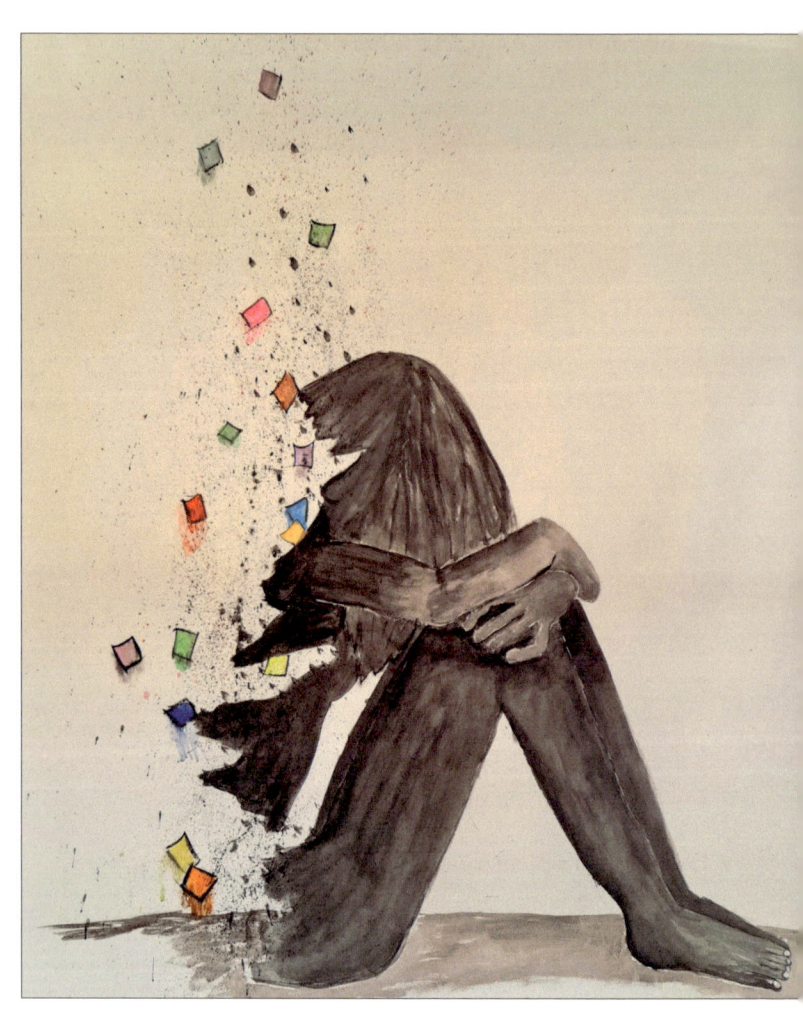

Desintegration
Systemet Joy

Kanske är det terapeuterna som har varit okunniga

Hanna

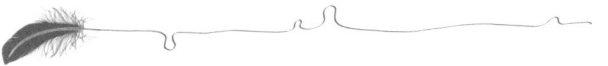

Mina relationer med mina terapeuter har ofta varit väldigt intensiva och plågsamma för mig. Mina små delar har velat komma för nära. De har behövt mer än vad terapeuten har kunnat ge. Några terapeuter har lovat att inte svika genom att lämna mig, men har inte kunnat hålla sitt löfte. I slutändan har de inte orkat stå kvar. På grund av små delars besatthet, eller andra delars aggressivitet och hotfullhet. De otillfredsställande separationerna har lett till att jag retraumatiserats gång på gång.

Min störning är komplex. Man menar att jag är så pass svårt anknytningskadad att detta fördärvar alla försök till behandling. Separationerna från terapeuterna har alltid varit mycket plågsamma och ofta lett till att jag försämrats markant.

En terapeut ville inte erkänna mina andra delar utan ville endast arbeta med den utåt sett mest fungerande delen. Detta var i och för sig inte bara av ondo. Den terapin fungerade bra på kort sikt. Och jag fick bra hjälp av den terapeuten. Eftersom inga andra delar knöt an blev separation inte heller så plågsam.

En del terapeuter har blivit rädda för mig.

Kanske är det sant som de säger, att jag är för svårt skadad för terapi. Kanske är det terapeuterna som har varit okunniga.

Jag tror att alla terapeuter som börjat jobba med mig i grunden alltid velat väl. Men det har blivit för svårt. För dem och för mig.

Vår väg

Vanessa

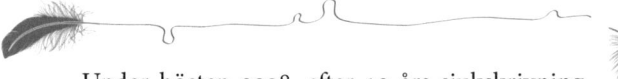

Under hösten 2008, efter 10 års sjukskrivning, fick jag göra en försäkringsmedicinsk utredning som innehöll både fysiska och kognitiva undersökningar. Resultatet var bland annat att de kom fram till att jag hade PTSD, för vilken jag fick rekommendationen att söka EMDR. I januari 2009 gick jag till det första mötet med min terapeut. Då visste jag inte något om dissociation. Jag visste inte något om några inre delar. Under de första besöken fyllde vi i diverse frågeformulär för att bedöma om jag skulle vara mottaglig för EMDR. Det blev tydligt att jag dissocierade tämligen ofta, så min terapeut berättade för mig om vad dissociation är och hur det kan visa sig. Jag kände igen mig mycket i det hon berättade den gången.

Vid första tillfället med EMDR valde vi ett "lättare" trauma. Det första som hände var att jag inte fixade att följa hennes finger med blicken samtidigt som jag skulle tänka och känna mitt trauma. Så vi provade tapping. Det andra som hände var att det blev alldeles tomt i mitt inre, mörkt och tomt. Vilket gav upphov till en känsla som närmade sig panikångest. Jag tyckte det var en väldigt obehagligt upplevelse eftersom jag inte förstod vad som hände. Varför blev det helt tomt i mitt inre? I det läget var min terapeut trygg, lugn och stabiliserade mig. Där började ett frö av tillit att gro. Som jag minns det försökte vi med EMDR en gång till på samma trauma. Samma sak hände då, det blev tomt och mörkt. Dock dök en stark känsla av vrede upp vid det tillfället.

Riktigt hur det gick till när jag urskilde att jag var splittrad i flera delar minns jag inte. Det jag minns är att Den Arge var den första som presenterade sig. Den delen av mig var den som gjorde starkt och intensivt motstånd till terapin. Under lång tid var det en kamp varje gång det var dags att åka till terapeuten. Den Arge skällde ut vår terapeut ett antal gånger, högljutt och våldsamt. Många år senare, i slutet av vår terapi, berättade hon hur Den Arge skrämt henne på riktigt. Ändå stannade hon kvar!

Mina inre delar

Med tiden lärde vi känna följande inre delar:

* **Lillan**
   Är omkring 5-6 år. Hon är ursprungsflickan som hoppar i vattenpölar, hittar på hyss och skrattar mycket. Jag har en inre bild av Lillan där hon bär en röd toppluva och sitter med armen runt en stor schäfer och ler stort. Hon var många gånger aktiv i terapin och efter gånger som varit tuffa eller smärtsamma ville hon gärna äta chips på vägen hem.

* **Beskyddaren**
   Är omkring 14-16 år. Rycker alltid ut och

skyddar de som far illa i hennes närhet. Står upp för de svaga och har kämpat för allas lika värde sedan unga år. Hon har varit med och grundat kvinnojourer med mera. Det var först när vi gick i terapi hon lärde sig att även beskydda sig själv och därmed hela systemet.

* **Den Arge**
Den Arge är lika gammal som Beskyddaren. Tycker ofta att Beskyddaren gör fel och är mesig. Vill bevara alla "hemligheter" och kämpar hårt för att vi inte ska lita på någon vuxen. Blir arg på orättvisor och skäller gärna ut folk som beter sig illa mot andra och mot oss. Den Arge är den Martin (presentation längre ner) har använt sig av i utbrott som skrämt andra människor.

* **Offret**
Ett reellt offer för många trauman. Det känns viktigt att berätta att hon aldrig burit någon offerkofta. I stället har hon sökt skydd i skuggorna. När jag först lärde känna henne så var hon suddig i konturerna och skymtade mest i ögonvrån. Mycket skygg och skör. Med åren blev hon tydligare både till utseende och klädstil.

* **Hittepå**
När Offret försökt göra sin röst hörd, ja då har Hittepå gripit in och sagt "Det är inte så farligt", "Nej så är det verkligen inte", "Det har aldrig hänt", "Nu hittar du på" och på så vis

har jag aldrig tagit mina egna erfarenheter och upplevelser på allvar. Så här i efterhand kan jag förstå skyddet som ligger i att handla så, men det har också hindrat mig från att bli tagen på allvar av andra när jag försökt sätta ord på mina trauman.

* **Kaos och Manipulation**

Det är två delar, men dyker så ofta upp tillsammans att de är svåra att skilja åt. Manipulation är tidlös i ålder, expert på att få människor att se saker på "sitt sätt" och många gånger rör Kaos runt i den föreställningen och lämnar människor osäkra på vad de upplevt. De har även agerat inåt systemet som en förlängning eller effekt av Hittepå.

* **Den Stränga**

En äldre dam med knut som griper in när Kaos och Manipulation skapat för mycket oreda. Hon är den som vet hur saker och ting ska vara. Hon vet hur viktigt det är att följa givna regler och säger till i skarp ton när någon av de inre delarna stökar för mycket.

* **Bludder**

Är ung tonåring men också tidlös. Bludder är den som ger uttryck för den ångest som uppstått när den stränga sagt sitt. Då varje del så länge agerade utan vetskap om de andra delarna blev det mycket Bludder genom åren. Bludder som i otydlighet och hjärtklappning, osäkerhet och vanmakt.

* **Den Duktiga**
Agerar som förlängning av Beskyddaren. Ser till att allt blir gjort, även andras sysslor så ingen får skäll. Klarar av skolan väl, utan att vara bättre än någon annan. En ständig balansgång då Den Duktiga är mycket intelligent. Den Duktiga är alltid uppmärksam på andras reaktioner och sinnesstämningar.

* **Martin**
En man i 35-årsåldern. Alltid propert klädd i kostym, gärna med väst. Den del som aldrig accepterade att han var en del i ett system. Han trodde alltid att han var jag och agerade utifrån det. Hänsynslös, känslokall – kunde straffa de andra i systemet genom att slå dem i magen eller huvudet utan att någonsin förstå att han skadade sig själv. Han var den som tänkte ut alla hämndplaner rörande alla de som gjort oss illa (de som åsamkat oss alla trauman genom åren). Martin är den som förändrades mest under terapin. Idag är han en självklar del i systemet

* **Den Modiga**
Hon är tidlös. Den som givit röst åt alla dem som ingen egen röst haft. Som aldrig låtit sig skrämmas av överheter trots att hon varit rädd. Hon har alltid stått rakryggad med båda fötterna stadigt förankrade på marken. Den Modiga har fått mycket uppskattning genom åren för sitt orädda mod att inte köpa när andra vill sopa oegentligheter under

mattan – men också för hennes orädda sätt att ta på sig när systemet handlar fel.

* **Den som säger som det är**
Är tid- och könlös. Den som säger att kejsaren inte har några kläder, utan att tänka efter före. På gott och ont. Idag samarbetar Den Modiga och Den som säger som det är nära tillsammans och kan därmed åstadkomma viktiga förändringar på ett bra sätt. Tidigare kunde Den som säger som det är bara haspla ur sig det den såg utan tanke på vilka konsekvenser det kunde ge.

Det tog som sagt många år att lära känna mina inre delar, att få dem att se och acceptera varandra för att på så vis kunna samarbeta.

Tre stora händelser genom åren

Jag vill berätta om tre viktiga händelser i mitt liv. Den första är att jag efter ett och ett halvt års terapi kunde börja arbetsträna på 25% på en ny arbetsplats. Arbetsträningen var så framgångsrik att Försäkringskassan förlängde den med tre månader i taget och när jag blev utförsäkrad fortsatte Arbetsförmedlingen att förlänga. Sammanlagt blev det 14 månaders arbetsträning som med tiden ökade till 50%. Vår terapeut fanns med hela vägen. Hon var stöttande och trygg, och ibland utmanade hon vårt inre system på olika sätt.

Nästa stora händelse var när avtalet mellan dåvarande landstinget och Kris- och Trauma-centrum skulle förändras. De långvariga terapierna skulle därmed upphöra. Jag skrev då ett brev till politikerna som skulle fatta beslut, där jag berättade att jag tack vare terapin kunnat arbetsträna ett år och därefter börjat arbeta till 50% efter 11 års sjukskrivning. Efter förmåga förklarade jag vilken effekt en avbruten terapi skulle få för mig och mina delar. Att systemet troligtvis skulle krascha, då det ännu ej var stabilt nog att klara sig på egen hand. Vi och två andra patienter fick förlängt våra terapier tack vare det brevet.

Den tredje saken jag vill berätta om är det som hände när mitt barn skulle ta studenten. Jag och hennes pappa planerade hennes student-mottagning tillsammans. Det hade varit en omöjlighet bara ett år innan att göra något till-sammans med honom. Han som försökt mörda oss. Han som bedrivit terror mot oss under många år. Nu kunde vi fira vår dotter med en hejdundrans studentmottagning som två vuxna personer. Alla mina inre delar skötte sig utmärkt väl. Än idag är detta något jag är enormt stolt över.

Den betydelse vår terapeut haft

År 2013 lämnade jag Stockholm för att förverk-liga yrkesmässiga drömmar. Trots fyra timmars restid tur och retur fortsatte vi terapin varannan vecka. De gånger jag inte kunde ta mig till

Stockholm skedde terapin via telefon. Hade det varit idag hade vi säkerligen Zoomat.

Den här texten skulle handla om relationen till vår terapeut. En kvinna som är så hängiven sina patienter att när hon bytte jobb från dåvarande landstinget till Kris- och Traumacentrum i Stockholm, så lyckades hon avtala att få ta med sig några patienter. Jag hade turen att vara en av dem. Trots att hon upplevde Den Arge som skrämmande så stannade hon kvar och lät honom få vara så arg som han var. Hon ledde och följde oss genom hela processen att lära känna de olika inre delar som presenterade sig. Nyfiken och med stor empati tog hon sig an oss alla. Tålmodigt lyssnade hon när jag vissa gånger bara ville prata om annat än att jag var flera. För det var inte lätt att inse och acceptera att jag var splittrad, men hon bemötte mig som att det var den mest naturliga saken i världen. Utan min terapeut skulle jag inte befinna mig där jag är idag, heltidsarbetande med ett jobb och boende som jag bara kunnat drömma om tidigare.

Vår relation med vår terapeut sträckte sig fram till 2018 då avtalet mellan landstinget och Kris- och Traumacentrum upphörde. Vid den tidpunkten var vi så nära integration av de inre delarna som det var möjligt. De fungerade väl tillsammans, men någon integration hanns inte med i och med att vi tvingades avbryta terapin. Vi har fortsatt ha kontakt, min terapeut och jag. Inte ofta, ett sms någon gång ibland. Häromdagen skrev jag till henne att jag höll på med denna text och hon blev intresserad av att läsa antologin när den är klar. Det är min terapeut i ett nötskal.

Med min text har jag velat förmedla hopp till dig som liksom jag upptäckt att du är flera, som kämpar och sliter för att få dina inre delar att samarbeta. Det tar tid, men med rätt person i sällskap genom processen så går det.

Vad jag vill att du ska se

Elvira

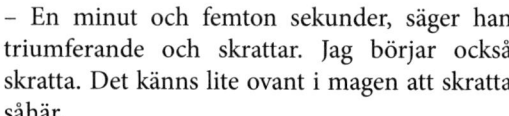

– En minut och femton sekunder, säger han triumferande och skrattar. Jag börjar också skratta. Det känns lite ovant i magen att skratta såhär.

– Va!? säger jag, mitt i skrattet som jag just nu nästan inte förstår varför jag skrattar. Han lutar sig tillbaka.

– Pang! En minut och femton sekunder! Sen var du tillbaka!

Vi vet båda att för några år sedan hade processen att lyckas komma tillbaka om jag dissocierade i terapin varit trettio minuter eller kanske hela terapitimmen. Nu sitter vi här och skrattar fast allt just var jättesvårt och jag var på väg bort i dissociationskaoset.

– Du kan, du kan djävlar i mig fokusera nu! säger han.

– Ja, men jag glömmer ibland… mumlar jag.

– Du blir rädd, fyller han i. Då glömmer du ibland, för att du blir rädd. Men det är inte farligt längre. Du kan vara kvar. Du kan fokusera.

– Jag vet, svarar jag och möter hans blick.
Vi sitter stilla så en stund. Jag är lugn nu.

I början tyckte jag att han var en grå konstig gubbe långt borta i ett hörn. Nu är han en vis, levande, rolig, enveten, närvarande hjälpare.

Med tiden har vår relation blivit självklar. Jag vet egentligen ingenting om honom. Men jag vet hur han är mot mig. Hur han är med mig i allt. Hur han är kvar. Alltid kvar. Hur krångligt och svårt det än blir.

Han vet allt om mig. Han ser mig. Han minns så mycket om allt vi gjort och är så närvarande.

Han lär mig om att vara i nuet och om att fokusera. Så vi kan gå till då, där allt det där instängda hemska hände. Reda ut och minnas. Utan att det är farligt. Han går med mig i allt det tills jag kan gå själv i livet. Och leva livet hel, här och nu.

– Vad funderar du på? frågar han.
– På dig, svarar jag. Du tog tid...??
– Självklart tog jag tiden. Vad jag vill att du ska se, är att det är skillnad mot hur det var förut!
– Det är det! säger vi båda samtidigt. Sen har vår timme strax gått och jag reser mig ur min fåtölj. Han sitter kvar i sin.
– Vi ses om en vecka.

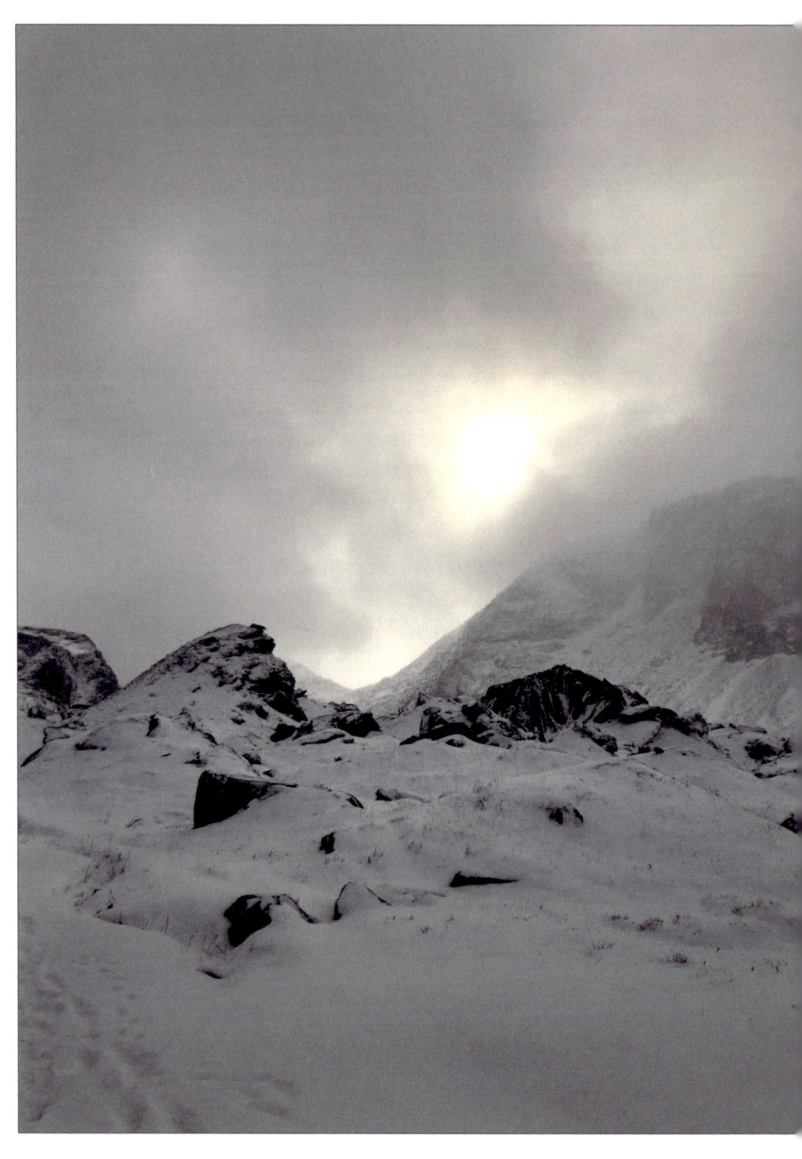

På vandring i ett väglöst land
Josefine W

Dig jag aldrig hade

Josefine W

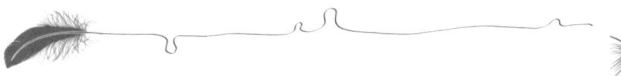

Det är mest den lilla som vill skriva. Inte den minsta som inte har ord. Utan den lilla. För hon vågar nu och tänker att om hon kan få sätta ord på det här så kanske det finns på riktigt. Då kanske det är så. De stora tycker att det känns ganska okej. Och det är stort. Så stort att det inte går att beskriva knappt. Alla delar är överens om att den lilla nog kan få hålla i spakarna här och vara med och skriva den här texten. Jag hoppas. Jag som på något sätt är den mest framträdande delen och samtidigt kombinationen av alla. När de inte exploderar runt inuti och splittrar i tusen bitar. Jag hoppas att det betyder att det här faktiskt kan få hålla i sig. Att det finns en väg till läkning nu och inte bara kaos och katastrofer, som det blivit så många gånger förut. Så nu skriver vi den här texten tillsammans, lilla och jag. Och de andra delarna måste ju också få vara med lite, det ska jag inte glömma.

Det har funnits så många terapeuter före den här. Men den lilla har egentligen bara träffat några av dem. Med de andra fanns hon inte. För hon finns bara när anknytning börjar bildas. När det finns någon där som genom sin trygga närvaro lockar fram henne. Under så många år var hon vilande inuti. Gömde sig så att ingen visste att hon fanns. Eller så var det jag, påhejad av de andra, som bestämde att

119

hon inte fick finnas. Fast när jag behövde andra människor som stöd, i den svåra situation jag hamnat i, då gick det inte att gömma henne längre. Och allt som varit dolt och bortryckt så länge exploderade fram på ett kaotiskt sätt. Det blev inte bättre av alla misslyckade terapier, avvisanden och all ensamhet. Inte heller av att psykvården inte förstod utan bara skickade runt, runt mig, som en stafettpinne. När man är trasig inuti redan och sen inte hittar någon hjälp och också blir ignorerad och avfärdad i sina privata relationer, då blir man ännu mer skadad.

Jag kan säga så mycket i alla fall. När man gång på gång har gjort sitt bästa i terapi. Verkligen försökt. Suttit och gråtit och bett om hjälp. Men ändå så fick man ingen hjälp som fungerade, blev inte trodd, blev avvisad eller till och med skälld på av terapeuten, då är det otroligt svårt att lita på en terapeut igen. Men vad gör man när man inte orkar leva mer? När man inser att man kommer att ta sitt liv om man inte får någon hjälp? Då får man ju lov att försöka igen om man ska leva. Så var det för mig i alla fall.

Det blev fullkomligt kaos i början med den här terapeuten. Hon kallas så. Terapeuten. Det blev fullkomligt kaos i början för den här terapeuten såg den lilla redan från starten och mötte upp henne. Gjorde till och med en liten sak åt henne som hon fick för att ha som lite trygghet att hålla i. Men det kunde andra delar inte tillåta. Den arga skrek åt henne. Det var alldeles för farligt att lita på någon. Det slutar alltid med katastrof. Så hon skrek arga och föraktfulla ord åt den lilla och förstörde den saken som den lilla fått. För den lillas skull. Så att hon skulle slippa bli ledsen sen och ha den saken som påminnelse. Som alla andra påminnelser från alla andra personer som först lovade och sen svek. Ju mer den lilla vände sig emot, desto argare blev de andra delarna. De skrek och slog och då blev den lilla ännu räddare och sökte sig till terapeuten ännu mer. Vilket bara gav ännu mer straff och katastrofer inuti. Den lilla är fortfarande ledsen för det där. Hon saknar saken hon fick men inte fick behålla. Men det känns ändå ganska okej. Jag kan förklara för den lilla att det var dumt att det blev så men att den arga bara försökte skydda henne.

En annan del vill också vara med och skriva. Jag känner henne kliva fram. Hon får skriva: *Det där är inte helt sant. Det handlade inte bara om rädsla. Terapeuten saknade faktiskt kunskap om mina behov och avfärdade mig när jag försökte berätta om dem. Jag förklarade om det som gör att jag fungerar annorlunda och hon sa att det inte brukade spela någon roll. Jag blev så ledsen då. Jag har ju fått möta konsekvenserna av att vara annorlunda i hela mitt liv. Haft svårt att hitta vänner. Inte passat in. Alltid fått dölja mycket av mig själv. Och när jag tog mod till mig och berättade om det så spelade det ingen roll. Alla människor kände så. Det var så hemskt. Att inte bli förstådd igen. Att försöka förklara men inte nå fram. Och att då samtidigt se hur en liten bara struntar i alla varningssignaler och*

*igen kastar sig hals över huvud in i en relation
och hoppas att den här gången – då ska allt bli
bra. Den lilla har litat på personer som inte alls
var trygga och bra att lita på. Jag, som är vuxen,
behövde gå in och hindra henne från att göra om
samma misstag. Små barn struntar i signaler,
förstår du. De vill så gärna hitta den där stora
som ska göra allt bra igen. Hon bara struntade
i allt som terapeuten inte förstod och alla fel
terapeuten gjorde. Jag förstår nu att jag var elak
mot henne. Men jag tycker också att jag gjorde
rätt. Det här är mitt perspektiv.*

Jag andas några andetag. Ber den vuxna
delen som nyss var här att kliva tillbaka ett steg
och den lilla kliva fram ett. Jag vill vara den
som skriver igen med de andras perspektiv med
också. Det blir mest balanserat så, när alla får
bidra men ingen får ta över. Jag måste andas
lite bara. Det blir oroligt inuti när delarna rör
sig och sorg väller fram över allt som är och har
varit.

Den lilla vill få skriva lite: *Jag orkar inte
ensam. Jag är liten och rädd och det finns ingen
stor inuti som kan lugna mig när jag blir skräck-
slagen. Det hjälper inte mig när ni skriker åt mig
och slår mig. Jag blir bara ännu räddare och ännu
ledsnare då. Och då måste jag kliva fram och
försöka skaffa hjälp när ingen av er hjälper mig.
Ni kan ju inte någon av er. Helt odugliga. Det
är lätt för er att säga att terapeuten inte förstår.
Men hon förstår mig. Hon kan lugna mig på ett
sätt som ingen av er kan. Jag behöver henne. Det
är lätt för er att tycka och tänka och döma. Vad*

innebär det att inte förstå? Måste man förstå precis allt för att ni ska tycka att man är en person som förstår? Kan det inte räcka med att man är trygg och snäll och bra? Varför måste ni alltid förstöra allt? Jag orkar inte ensam. Jag orkar inte med skräcken mer.

Jag behöver stabilisera mig igen. Den lilla behöver få vara på sin trygga plats. Hos terapeuten. Hon blir så orolig när hon upplever att någon hotar hennes trygghet. Tar en paus. Behöver lugna mitt inre. Värmer en vetekudde och grundar mig i nuet genom att titta på fiskarna i akvariet en stund. Försöker andas lugnt. Det blir oroligt inuti när de olika delarna kliver fram mer och börjar argumentera mot varandra.

Nu känns det lugnare igen. Det hjälpte att ta en paus och lugna ner. Det hjälper också att jag har lärt mig förstå det här. Terapeuten har en bra bok om det. Som berättar hur det kan vara när man är flera inuti och hur man kan jobba med det. Det har varit svårt att läsa den. Och vi har inte riktigt kunnat börja jobba med den, terapeuten och jag. För det har varit så mycket kaos och annat att det liksom inte gått. Men jag har börjat förstå i alla fall. Och i allt kaos som blivit har jag lärt känna mina delar mer.

Innan jag förstod att jag var flera inuti kände jag mig bara helt sjuk i huvudet. Jag kunde för mitt liv inte förstå hur jag kunde skifta fram och tillbaka så. Hur jag kunde tycka och agera på ett sätt och vara helt lugn i det där och då. Känna att jag verkligen gjorde rätt. För att sen helt plötsligt känna något helt annat och få panik över vad jag just gjort. Jag förstod inte varför jag inte bara kunde bestämma mig för något och stå fast vid det. Jag som alltid varit så klok. Jag som alltid hade klarat allt. Aldrig behövt någon annan. Men det var då det. En dag gick det inte att hålla undan mer. Inte när livet krävde mer av mig än jag kunde ge. Terapin har avslutats av mig flera gånger och sessioner ställts in och bokats in igen. Det har varit svårt att ens stanna kvar i terapin. Men terapeuten har stått kvar. Bara välkomnat tillbaka. Jag har känt mig helt galen. Men nu förstår jag på ett helt annat sätt i alla fall. Även om det fortfarande kan bli lite hur som helst när delar tycker olika och slåss och bråkar med varandra och inget alls känns tryggt.

Det har inte bara varit svårt att bestämma om jag ska gå i terapi, med allt bråk som blivit inuti. Det har också varit jättesvårt att hantera själva terapisessionerna. Terapeuten verkar klara av att möta det mesta, det är inte problem på det sättet även om hon kan missförstå ibland och så. Det är mycket mer problem med att bestämma vem som ska få säga vad. Oftast försöker jag hålla kontrollen, men jag kan bli helt slut av det om det till exempel är en liten barndel som skriker otröstligt inuti efter hjälp och stöd. Jag vill inte dissociera iväg till den delen och försöker för- klara för terapeuten med ord från en vuxen del och så försöker hon hjälpa att grunda i nuet. Och säga att det inte händer nu. Fast då blir den lilla delen inuti oftast ännu räddare och skriker ännu mer på hjälp och stöd och så blir det bara ännu oroligare inuti. Och efter sessionen är den lilla så ledsen för hon skrek och skrek inuti och ingen av de andra delarna tog hand om henne, hon fick inte komma fram och terapeuten förstod ju inte att hon skrek och skrek. Och då kan det hända att andra delar slår och skriker på den lilla efteråt att hon är fel och äcklig, och så slår de henne hårdare och hårdare för att hon ska sluta ha de där äckliga behoven av stöd. Eller så blir det ilska mot terapeuten som någon del tycker inte förstår. Det har många gånger blivit världens inre kaos efter sessionerna. Och självskador och sånt. Det hade varit enklare för terapeuten om hon fått vara den första terapeuten jag träffade. Nu är hon snarare nummer tio vilket gör att det finns så mycket skräck inför relationen med henne och att det ska bli som med de andra.

Men är det en sak den här terapeuten har så är det tålamod. Man måste nog ha det om man ska kunna jobba med någon som är så här traumatiserad och kaosig inuti. Det går att maila terapeuten mellan sessionerna också och så läser hon det innan nästa gång, och svarar ofta något kort och snällt som påminner delarna om nästa session eller att det finns akut hjälp i psykiatrin. Och ibland lyckas jag bättre uttrycka mig och hålla ordning på mitt inre och så blir sessionerna snälla och lugna och bra. Terapeuten är lugn och bra med kaos och oreda men sen är det ju svårt när jag blir så stressad och det finns så mycket konflikter inuti. Och när själva livet är så jobbigt att man egentligen hade behövt mycket mer stöd. Stöd av samhället och anhöriga. Stöd som inte finns. Bara det gör att jag inte orkar hålla ihop.

Det är väldigt konstigt att hålla ordning på det här. Men vi börjar komma till en inre överenskommelse nu om att den här terapin är trygg och bra. Det finns vuxna delar som inte kan få vad de behöver i den här terapin. Men de förstår nu att terapin är bra som helhet och jag har därför lovat dem att vi ska hitta andra sätt att fylla deras behov. För alla delar är viktiga. Och vi kan inte bli något vi inte är. Vi kommer alltid flyga fram som en virvelvind genom livet. Virvelvinden ryms inte helt i terapirummet, men just nu har den en lite trygg bas där. Utan en trygg bas går det inte att flyga. Det är stort att kunna ha den dialogen. Att kunna prata med delar om olika delars behov och kompromissa så att det som helhet blir bra och alla delar får lite av sina behov uppfyllda, på något sätt.

Det är väldigt svårt att gå i terapi när man inte riktigt passar in någonstans. När man både är flera inuti och har andra speciella behov och det inte riktigt finns någon terapeut som är utbildad för att jobba med alla de behoven. Jag känner mig som lite av en superhjälte. Och tänker att terapeuten är en superhjälte hon med. Vi har liksom krånglat oss fram genom allt det här på något sätt. Utan att någon av oss har gett upp. Det har verkligen inte varit självklart. Men det har gått och ändå blivit snällt och bra.

Terapeuten missförstår ganska mycket saker. Men det har liksom blivit ganska bra ändå. För då har jag tvingats möta allt som triggats upp och i det har det funnits mycket lärande. Sen finns det saker som terapeuten är väldigt bra på också. Hon är bra på det här med komplex PTSD och dissociation. Hon är bra på att sätta snälla, trygga gränser. Hon är bra på att ta hand om kaos och katastrofer. Och på att finnas där också. Och mycket andra saker. Som att spela in övningar som den lilla kan få lyssna på när hon är ledsen och behöver få höra en snäll röst. Fast en vuxen måste lyssna först och berätta för den lilla vad övningen handlar om så att hon inte blir ledsen och rädd av övningen. Övningar kan skrämma henne, för om man till exempel ska tänka på ett snällt djur så kan den lilla bli rädd och tro att hon inte får behöva något utan bara ska klara sig med fantasidjur och så. Alla delar kan lyssna på och göra övningarna, när de vuxna delarna kan förklara för de som är små vad det är för övning och att terapeuten har någon snäll avsikt med den.

Om du läser det här, terapeuten, så tänker jag att du kommer att förstå att det är oss och dig det handlar om. Jag tänker mig att du har fått många gråa hår av den här terapin, men du har fått skratta lite också. Kanske är det lite konstigt för dig att läsa om dig själv i en bok så här, men jag tänker att det kan vara lite bra för andra som har det så här svårt och krångligt inuti att få läsa om hur det kan vara och hur det ändå kan gå att jobba med om man hittar en terapeut som du och kämpar på. Jag skulle vilja skriva *kämpar på tillsammans*. Men till det där *tillsammans* är det ännu en bit kvar. Det är så svårt att lita på.

Att skriva är mitt förstaspråk. Det är där jag kan uttrycka mig som bäst. Att våga skriva det här är att våga tro på framtiden. Att du ska finnas kvar när den här boken är i tryck och att jag ska slippa läsa det här med tårarna rinnandes och med vetskapen om att en till terapi gick åt skogen. Men vet du, jag tror faktiskt inte att det blir så. Jag tror att vi kan läsa den här texten tillsammans då. För den trygghet som jag känner inuti just nu har jag aldrig någonsin känt i hela mitt liv. Jag växte upp i skräck som ingen kunde lugna. Du har sett den explodera ut i rummet. Du har sett den skakande på ditt golv. Och du har funnits där och mött upp det med lugn. Utan dig hade det här aldrig gått. Tack terapeuten. Du är väldigt viktig för mig. Och blir det nu trots allt som jag befarar, då hoppas jag ändå att den här texten kan ge något för någon annan att läsa. För det är just så här krångligt och svårt det kan bli.

Jag fick säkerligen inte den terapeuten jag ville ha. Men däremot kanske den jag behövde. Och med dig fick jag också uppleva lite av den trygghet jag aldrig hade. Jag kan lugna den inre lilla lite bättre nu. Och det är dina ord jag använder. Det är svårt att ge sig själv trygghet när man aldrig någonsin har upplevt det. När jag var liten lärde jag mig att det inte fanns någon tröst. Att hur mycket man än skrek fanns ingen hjälp. Att man alltid stod där ensam i slutändan. Och så många gånger har jag fått återuppleva det igen som vuxen. Att den hjälpen som andra säger finns bara är en illusion. Att alla som försöker hjälpa tröttnar till slut. Att man skickas runt som en stafettpinne i vården, utan att någonsin få hjälp.

En bild formades till slut i mitt inre. Jag ser mig själv sittande på ett tågspår. Skrikandes med utsträckta händer. Snälla hjälp mig någon! Snälla hjälp mig! Och framför mig, på en lång rad, står alla terapeuter och personer jag litade på, och som sa att de skulle hjälpa och finnas kvar. Men en efter en ser de på mig. Lugnt och utan känslor avspeglade i sina ansikten. Och bara vänder sig tyst om och går. Det blir tomt och svart runtomkring mig. Och jag bara skriker där ensam i min maktlöshet. En återupprepning av känslorna från min barndom. Att vara helt ensam. Helt utlämnad. Men den bilden börjar förändras nu. Jag behöver inte sitta där på tågspåret. För när jag, eller någon del av mig, ropar så svarar du. Starka gränser och ramar är en förutsättning som gör det tryggt och snällt. För du kan ju inte svara alltid och inte finnas där alltid. Men det börjar ändå bli så att känslan inuti finns där – ropar jag så svarar du. Och om det inte går att orka så kan jag ta med det in till rummet hos dig med vetskapen att även det mest spektakulära sammanbrott kommer att rymmas där hos dig, och du kommer att se till att jag får hjälp att inte dö. Även om det innebär att jag måste vara på en avdelning som jag är så rädd för. Men då ska du finnas kvar säger du.

De andra delarna förstår att det är stort. De märker hur mycket lugnare det blir inuti när behov får finnas och den lilla får behöva trygghet. Så även om virvelvinden, fjärilen, inte ryms i rummet så får den lite plats där ändå. Fjärilen måste samla ihop sig igen och flyga ut i den stora världen med de stora utmaningarna. Men det är lättare att flyga där om man får vila en stund först och kan flyga i en vind som också för med sig snälla och mjuka ord, och när man inte tvingar sig att flyga mycket längre än man orkar och kan. Jag önskar att en dag kunna flyga utan så mycket rädsla och kunna låta minnen vara minnen utan att tränga in i nuet och skapa stormvirvlar som kastar omkull och förstör. En dag. Du får hålla hopp åt mig, terapeuten. Du verkar vara bra på det.

Andra delar vill skriva lite. De får göra det nu för jag vill sluta med en positiv bit. Vi är väl överens om det nu, terapeuten, att både det positiva och det negativa får finnas? Jag undrar hur många gånger jag har sagt emot dig egentligen? Garanterat väldigt många. Men det blir lite så med mig. Jag kan inte vara något jag inte är. Andra delar vill säga att de mesta av de här orden i den här texten inte representerar dem. Att de inte kan känna den där tryggheten. Någon av dem tog med mig på en dissociativ tur här en dag bara för att visa hur det känns när inga av de här trygga känslorna finns. När inte så mycket annat än rädsla och avvaktande finns emot dig terapeuten. Det är viktigt för dem att få säga det. De vill också få uttrycka sig här och i terapirummet. Så att det inte blir kaos i efterhand sen. Och med det vill jag och lilla avsluta den här texten. Alla delar tycker att den lilla får vara med och skriva slutet. De lär inte hålla med om vad hon säger, men förstår nu att det är viktiga ord för henne och det blir lite snällare om alla får säga sina viktiga ord.

Den lilla fick inte skriva så mycket som hon ville av texten. Hennes ord är ännu för stora. För läskiga att uttala. Det finns för mycket rädsla. Men jag tänker att du förstår ändå. Den lilla är med mig här och vi säger orden inuti. Utåt säger vi tack. Tack terapeuten. Du är ingen perfekt terapeut. Men du är bra ändå. För du har blivit den trygghet jag aldrig hade. Den förälder som aldrig fanns. Det är säkert inte det en terapeut ska bli. Men det har du blivit i alla fall.

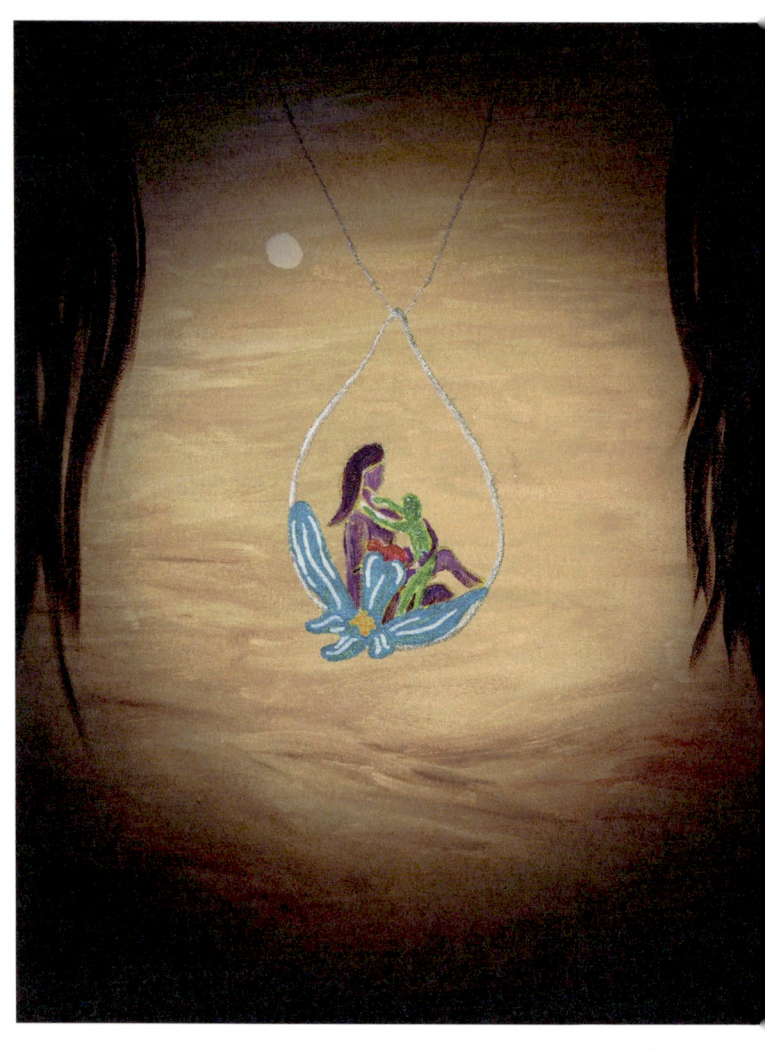

Dig jag aldrig hade
Josefine W

Den viktigaste människan i mitt liv

Knyttet

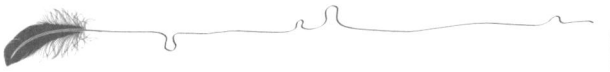

Första gången en terapeut blev den viktigaste människan i mitt liv var för ungefär sju år sedan. Hon var varm och lugn i alla situationer och log alltid mot mig när jag kom, som om hon var glad att se mig. Trots att jag sällan kunde prata något under besöken blev hon aldrig irriterad eller otålig. Det fick vara så. Tids nog skulle min röst komma fram; hon litade på det och då kunde jag också hoppas på det.

Det största hon gjorde för mig, som fick mig att känna att hon brydde sig om mig, var att hon lät mig komma förbi och träffa henne några få minuter mellan sina andra besök, flera gånger i veckan. Jag behövde det för att få se och höra att inget hade ändrats, att hon fortfarande var snäll. Efter ungefär 1,5 år hade jag inte längre lika stort behov av att kolla av mellan gångerna att hon fortfarande fanns kvar. Någonstans inom mig började jag lita litegrann på att hon var något tryggt, något konstant.

Sakta smög sig hennes värme och välvilja in i mig. Jag kanske var värd något? Jag kanske inte var äcklig? Mitt självskadebeteende minskade och så småningom vågade jag prata mer och inte bara sitta tyst genom besöken. Med hennes hjälp, genom frågor och svarsalternativ, kunde en bild av mig själv långsamt ta form. Det kändes som att det var först när jag blev sedd och hörd av henne som jag började finnas. Och jag älskade henne så mycket för det.

Ett halvår senare lämnade hon mig. Hon bytte jobb med en månads varsel. Jag ville dö. Det var som att hela jag slets sönder. Smärtan kändes helt omöjlig att stå ut med. Jag låg ofta och skrek och grät och kastade mig av och an. Min "förmåga" att helt koppla bort det som hade hänt när det krävdes av mig gjorde att jag på något sätt ändå tog mig igenom dagarna. När det inte gick att hålla det borta längre skrek jag efter mediciner som gjorde att jag slapp vara vaken. Mitt i allt det här klamrade jag mig fast vid ett hopp om att få komma tillbaka till henne. Att jag skulle få komma till den mottagning som hon nu jobbade på, om jag bara "skötte mig" och visade att jag var tillräckligt frisk för det. Det bara måste gå. Alternativet, att aldrig mer få se henne, fick inte finnas. Så jag kämpade och kämpade för att (verka) må bättre. Men jag fick inte komma tillbaka till henne ändå.

Till slut hade det gått ett par år och jag levde fortfarande, utan henne. Men jag kände mig död inombords och utan hopp om framtiden. Psykiatrin nekade mig mer terapi på grund av hur jag reagerade när den senaste avslutades, men slutligen gick de med på att jag skulle få gå i ett behandlingsprogram med både gruppterapi och individualterapi, under förutsättning att jag lovade att inte knyta an till min individualterapeut sådär igen. Det var en ständig kamp för att stå emot det. Trots att hon inte förstod mig så bra och inte kändes särskilt trygg. För att inte knyta an var jag tvungen att bara vara den mer "välfungerande" delen av mig själv under terapisamtalen. Den lilla delen av mig fick aldrig komma fram tillsammans med den terapeuten, utan var lika ensam och otröstlig som alltid.

Efter att det behandlingsprogrammet var slut stod jag utan terapi i ett år till och återigen kände jag mig död inombords. Som om jag var ett skal som gick omkring och låtsades leva. Trots all terapi mådde jag fortfarande inte bra, så jag måste väl vara ett hopplöst fall? Fortfarande stämde allt jag läste om komplex traumatisering in på mig.

Sedan kom hon in i mitt liv. En ny terapeut. Som jag knöt an till, snabbt och hårt. Jag hade ingen chans att stoppa det. Nu är hon den viktigaste människan i mitt liv. Hon är den första som verkligen ser hela mig. Som förstår att det finns flera delar av mig. "Allt får finnas" säger hon. Det är läskigt och svårt att lita på att det är så. Men även det förstår hon och upprepar det därför om och om igen. "Allt får finnas." När jag sitter hos henne pågår det som ett krig inom mig om vad som ska få komma ut. Det var lättare förut, i alla andra terapier, när jag bara kunde svara "vuxet" eller inte alls. Men det känns rätt att allt det andra börjar få ta plats. Mest inom mig, men kanske kommer jag våga dela det mer med henne så småningom? Nu efter ett halvår med henne vågar sig den lilla delen fram och gråter ibland. Jag har inte gråtit så inför någon förut. Hon finns där då med sitt lugn och sin värme. En hand som känns snäll och trygg. Gråten får finnas. Den lilla delen av mig behöver inte vara ensam längre. Det känns helt ofattbart och så himla fint. Jag älskar henne så mycket för det.

Det värsta med terapi är att det inte bara är en risk att relationen tar slut, utan ett faktum. Någon gång kommer hon att lämna mig och hon kan inte ge några löften om hur länge jag kommer att få gå kvar innan det avslutet kommer. Eftersom jag inte kan önska att relationen ska vara för evigt, så önskar jag att den varar tills jag faktiskt mår så pass bra att jag inte behöver henne längre. Att jag klarar mig själv. Att jag känner mig levande utan någon som ser mig som hon. Att jag kan trösta mig själv. Att jag vågar ge mig ut i världen och prova nya saker och träffa nya människor. Terapin är det enda som ger mig en liten gnista av hopp om att jag kanske kan komma dit. Om hon följer mig på vägen och om det får ta den tid det tar.

Dag efter dag fanns han där

Mona Andersson

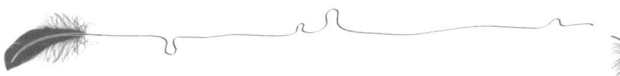

Det har funnits flera viktiga relationer till tera-
peuter och andra hjälpare i mitt liv. Det skulle
vara enkelt att berätta om dem. Psykologen som
förklarade dissociation och lät alla mina jag
få finnas. Läkaren som aldrig blev arg när jag
ständigt svek henne med överdoser och lögner
utan fortsatte lita på mig. Beroendeterapeuten
som gav mig akuttider och svarade på mina
panikslagna mejl. Psykologen som varsamt
guidade mig in i en bearbetning av då ohanter-
liga minnen, byggde upp trygga inre rum och
fanns bredvid när alla delar sakta närmade sig
varandra och blev ett jag. Det finns så mycket att
säga om dem. Jag frågade efter deras hjälp, ville
ha dem i mitt liv.

Det här blir en annan berättelse om en
hjälpare som jag inte ville ha. Någon jag försökte
komma undan. Någon jag var elak mot och rädd
för. En svårare relation att minnas och sätta ord
på. En relation som är viktig på ett annat sätt.

Emiel var terapeut på ett behandlingshem. Jag
kom dit som patient och bodde där i fyra år.
Han var en av de två terapeuterna som ingick
i min behandlingsgrupp. Jag försökte få byta
grupp. Det gick inte. Jag försökte få dem att gå
med på att han aldrig fick prata med mig eller
vara i samma rum. Det gick, såklart, inte. Jag

insåg till slut att det landade på mig, att det blev mitt val att stå ut med honom eller att skriva ut mig och... ja, jag hade ingenstans att ta vägen. Valet att flytta skulle inneburit mer av destruktivitet, ensamhet, hemlöshet, självmordsförsök, akutpsykiatri. Det jag inte längre orkade. Så jag stannade.

Det kändes som att Emiel alltid var där jag var. Som att han hela tiden tittade på mig, frågade saker, satt för nära. I vårt rum där vi hade morgonmöten med gruppen kunde jag bara tänka på att han fanns där. Om det var Emiel som frågade hur vi patienter hade det och vad vi hade för planer för dagen så ryckte jag på axlarna och tittade ner i golvet. Han var med när vi åkte och handlade mat. Han var med när vi städade. Han var en av terapeuterna i min gruppterapi. Han var överallt i mitt liv och jag tänkte om och om igen på om jag kunde vara kvar eller skulle bli tvungen att flytta.

Emiel blev såklart ett av ämnena i min terapi. Varför jag var rädd för honom. Varför jag kände så starkt. Vad han representerade. Jag minns inte alla samtal eller om vi kom fram till något. Kanske påminde han om en förövare som utsatt mig för sexuella övergrepp. Kanske stod jag inte ut med hans lugn och hans tålamod. Jag minns att jag inte tyckte att det hjälpte att prata. Jag blev bara arg. Jag ville hitta en konkret lösning. Helst att han skulle sluta jobba där så att jag skulle slippa se honom mer.

Tiden gick. Jag stannade kvar. Emiel stannade kvar. Fortsatte fråga hur vi hade det, fortsatte sitta vid samma bord vid lunchen, köra bilen till storhandlingen, vara jour vissa kvällar. Han fortsatte försöka nå fram genom att fråga om promenad, om jag ville ha te, om jag ville ha hjälp med att duka när det var jag som hade ansvar för kvällsmaten. Jag fortsatte visa honom att han inte var önskvärd, att jag inte ville ha honom i närheten, att han inte skulle prata med mig. Jag minns att jag kände mig som en katt som blir rädd eller upprörd, med alla strån i pälsen som står rakt upp och med en tjock svans som svänger fram och tillbaka. Som till slut fräser med öronen bakåt och en framtass lyft. Redo för attack som den sista utvägen till försvar.

Jag vet inte när jag vande mig. Det kom gradvis. Jag insåg att han inte tittade mer på mig än på någon annan, att han frågade alla ungefär samma saker och lika ofta, att han inte satt närmare mig än någon annan. Vårt lilla grupprum kändes lite större, bilen kändes inte lika hotfull att åka med när han körde, köksbordet vid lunchen var inte lika trångt. Jag sa fortfarande nej till hans försök att skapa en relation även om mina avvisanden kanske inte var riktigt lika starka. Jag svarade på tilltal, jag kunde säga ja tack till hjälp med att duka bordet eller få skjuts till centrum.

Jag förstår inte hans tålamod. Jag vet att han blev sårad och ledsen över att bli avvisad gång på gång. Ändå försökte han igen. Och igen. Ja, det var hans jobb men det finns gränser för vad som är möjligt att orka. Att det var hans jobb gör det egentligen mer obegripligt. Om det hade varit hans barn eller någon annan som stod honom nära hade det funnits en anledning till att kämpa. Jag var bara en patient och någon som aldrig gav något positivt tillbaka.

Fanns det en vändpunkt? Jag tror inte det. En sak som hjälpte var att han ofta föreslog att vi skulle göra något, och att aktiviteten innebar rörelse och lite avstånd. Plantera blommor utanför huset. Åka och tömma källsorteringen. Skotta snö eller sopa grus på gårdsplanen. Det var ofta Emiel som ställde upp när jag behövde hjälp med något ärende. Han skjutsade mig till Ica när jag ville köpa godis, till biblioteket, till Ikea. På skidresorna var det Emiel som stannade kvar högst upp i backen när de andra åkte nerför och jag tvekade. Han sa inte så mycket utan väntade tills jag hittade modet att sätta stavarna i snön och ta fart. När vi var ute på dagstur med längdskidor och jag ramlade och kom sist så var det han som fanns en bit bakom mig när alla andra hade försvunnit. När jag hade ångest och min terapeut var upptagen fanns Emiel och hans tid och tålamod och förslag om promenad. På en av våra promenader kunde vi till slut prata om vår relation. Jag kunde erkänna att jag hade svårt för honom, och han sa att han visste det och ville förstå varför. Jag minns inte att vi kom fram till ett svar. Jag tror att det viktiga var att vi båda sa att det var svårt och så fick det finnas där.

Efter tre år började Emiel bli en slags trygg punkt. Någon jag sökte mig till i stället för att avvisa. Det var motstånd och rädsla samtidigt som trygghet i en förvirrad blandning. I stunder när jag behövde stöd kunde jag uppleva att de andra terapeuterna inte alltid hade tid eller var otåliga, och att Emiel alltid sa ja. Det var kanske inte så. Han sa säkert ja oftare för att han ville bygga vår relation och kände att vi gjorde framsteg. Jag tror också att det kan ha varit en period när jag behövde det han hade att erbjuda. Min terapeut var fortfarande den jag helst ville ha hjälp av. Hon var framåt och tuff och aktiv i samtalen. Jag började uppskatta att få något annat av Emiel. Få sitta tyst och ledsen i bilen när han körde. Inte behöva förklara eller prata. Få slippa vara ensam, få hjälp att bära det jag inte orkade. Vi pratade en hel del också, men det jag minns mest är de lugna promenaderna och att dricka var sin kopp te i tystnad. Att han inte försökte trösta med ord. Som att han visste att det inte fanns några som räckte.

Jag vet inte när det hände och vad han gjorde, eller jag gjorde. Hur den där fräsande katten med pälsen rakt upp till slut kunde slicka sig om nosen och rulla ihop sig som en trygg boll i soffhörnet. Emiel slutade inte försöka och efter ett tag vågade jag börja försöka.

Jag tar med mig det in i mina nya relationer. Främst med mina djur. De har inte ord att berätta sina historier, på samma sätt som jag inte hade ord för allt som hänt mig och hur jag kände. De behöver tiden som bevis på att inget farligt händer, de behöver uppleva det dag efter dag i kanske flera år. Ibland är det det enda sättet som kan läka någon och det som är det svåraste att erbjuda.

Jag minns dig med tacksamhet. Jag var inte tacksam då. Jag försöker gottgöra det genom att berätta om dig. Det som du gav mig kan jag ge vidare nu.

Otrygg

Lena Posselwhite

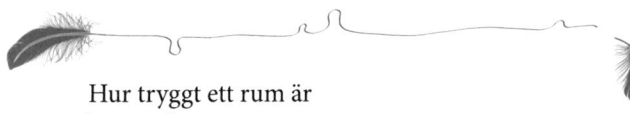

Hur tryggt ett rum är
beror på vem
som finns i rummet
förutom jag.
Förutom vi.
Egentligen är det
bara med folk
som känner oss
som vi är
riktigt trygga.
Egentligen finns det bara
en trygg person.

I sällskap med andra
tappar vi bort oss själva.
Jag tappar bort mig själv.
Mitt Jag försvinner
som en segelbåt
mot horisonten.
Försiktigt måste jag
vända skutan
och segla tillbaka
till stranden.

Den öde stranden.

Men där sitter
en människa
som jag – som vi –
inte känner…

Avstånd
Lena Posselwhite

Att vara förälder med dissociation

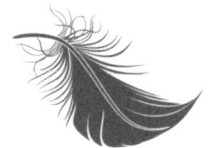

Älskade barn

Josefine W

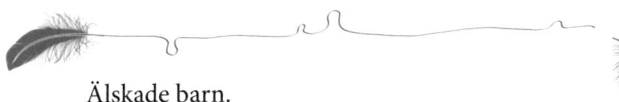

Älskade barn.
Jag önskar att jag kunnat finnas där för er
på ett annat sätt.
Jag önskar att skräcken inuti inte fanns.
Jag önskar att jag kunde sova med er i min säng
utan att hamna där i rummet för länge sedan.
Jag önskar att jag inte hoppade till
av minsta ljud på nätterna.
Jag önskar att era ansiktsuttryck inte
kunde väcka sådan skräck och ångest hos mig.
Ni är det finaste jag har.
Och också något jag är rädd för
och behöver vila från för att orka.

Att vilja men att inte kunna.
Att tänka att nästa gång.
Nästa gång ska jag klara av det.
Men sedan tar skräcken över,
jag är ett barn igen,
och alla planer försvinner ut genom fönstret.
Tårar rinnande längs kinderna
när bilen med er rullar iväg.
Och tankarna – Varför gjorde jag så?
Varför gjorde jag inte som jag skulle?
Varför klarade jag inte av det,
den här gången heller..?

Ibland tänker jag
att jag skulle stannat kvar med er pappa.
För då hade vi alla bott ihop nu.
Men det gick inte.
Jag dog inuti.
Han kunde inte finnas där för mig
som jag behövde.
Och hade jag stannat
hade jag antagligen inte levt nu.
Jag hade tagit mitt liv då.

Jag hade aldrig några föräldrar.
Jag lämnades helt ensam i min skräck.
Minns hur jag sprang och skrek
utan att någon kunde trösta.
Jag kastas tillbaka dit nu.
Jag vet att jag inte kan ger er vad ni behöver.
Jag försökte så hårt
att jag till slut inte ville leva mer.
Och därför bor ni inte här just nu.
Mitt eget val för att överleva.
Men också min fysiska sjukdoms val.
Kroppen har inte längre ork nog
att stå emot det svåra.

Min terapeut säger att en levande förälder
är bättre än en död.
Men jag känner mig fruktansvärt dålig
och misslyckad.
Men jag vet också att jag ändå har gett er mer
än vad mina föräldrar gjorde.
Jag låter inte mina barn skrika av skräck
utan att göra något.

Jag lär dem inte att ingen hjälp finns,
oavsett hur mycket man skriker.
Jag lär dem inte att man är helt ensam i världen
och behöver ta hand om sig själv,
fast man är liten och rädd.
Däremot lär jag dem tyvärr
att en förälder inte alltid orkar
och att de inte kan bo här just nu fast de vill.
Och en hel del annat
som jag önskar att de slapp lära sig.

Det är väldigt mycket jag inte kan ge er.
Det är väldigt mycket av er uppväxt
som jag missar.
Men jag hoppas att jag i alla fall har gett er något.
Jag tror det.

Älskade dotter, du ringer mig när du är ledsen
och pappa inte kan lugna som jag.
Älskade son, du berättar om vad som är svårt.
En del av det i alla fall.
Jag skulle aldrig pratat med mina föräldrar
som ni pratar med mig.

Jag hoppas att ni en dag kommer att förstå.
Eller i all fall att ni står så stadigt som vuxna
att ni kan hantera att det inte blev
som det borde ha blivit,
och att era liv blev okej ändå.
Älskade barn.
Jag älskar er.
Mina egna föräldrar älskar jag däremot inte.

Och det är okej om ni, älskade barn,
inte älskar mig.
Bara jag har gjort något för er.
Och ni slipper gå så skadade genom livet
som jag.

Ibland tänker jag att inte skulle ha skaffat barn
om jag visste att jag inte
skulle klara av det bättre än så här.
Men samtidigt tänker jag att ni ju vill finnas!
Klart ni ska finnas älskade barn.
Mamma älskar er.

Förälder med dissociation

Hanna

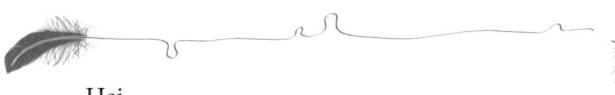

Hej.
Jag är mamma till två fantastiska pojkar i sina tidiga tonår. Jag har en dissociativ diagnos. Därför känns detta ämne väldigt aktuellt för mig. Jag vill gärna dela med mig av mina erfarenheter även om det är förenat med mycket skuld och skamkänslor.

Ibland kan jag tänka att om jag innan jag bestämde mig för att bli förälder hade vetat hur mycket mitt psykiska mående skulle komma att påverka både mig och mina barn negativt så hade jag nog valt att inte föda några barn till livet.

Förstå mig rätt. Jag älskar mina barn över allt annat. Men jag kan ofta tänka att de förtjänar bättre än att behöva växa upp med mig som förälder. Jag vet samtidigt att de älskar mig och inte skulle vilja byta ut mig för allt i världen även om mitt mående gör dem illa ofta. Mina barn vet dock inte om min dissociativa problematik. Jag tror det ligger i störningens natur att vilja skydda barnen till varje pris. Ändå blir de omedvetet påverkade av den.

Jag har utöver min dissociativa problematik även mycket ångest och depressiva besvär med kroniska självmordstankar. Jag försöker in i det sista dölja detta för barnen men ibland har det hänt att mitt försvar för att skydda dem (mammarollen) inte fungerat. Då kan de få se en mamma som jag tror skrämmer dem. En näst-intill apatisk (läs dissociativ) mamma som inte riktigt är där mentalt. Eller en mamma präglad av så mycket ångest att hon snarare behöver bli omhändertagen i stället för att vara den som tar hand om dem.

Det skrämmer mig när jag ser att de tar på sig rollen som den vuxna som försöker styra upp saker och ting. De är ju barn. Det borde inte vara deras uppgift. Jag har också sett att de gärna vill vara den som tröstar mig. Jag har alltid tänkt att jag inte ska låta dem behöva trösta mig, men jag har sett att det ändå har haft en tröstande effekt på dem. När de velat komma till mig och kramas och trösta mig så har jag i samma situation kunnat vända det så att det i slutändan blir jag som ger dem tröst. Jag tror det hade varit sämre för dem om jag avvisat dem i dessa situationerna. Nu önskar jag ju att de inte hade behövt trösta mig överhuvudtaget utan att det ansvaret skulle legat hos en annan vuxen, men nu är det ju som det är. Jag brukar tänka att jag får försöka minimera skadorna så mycket som möjligt.

En annan sak som jag tänker påverkar dem är det faktum att jag inte klarar av att vara en och samma hela tiden. Min personlighet växlar på ett oförutsägbart sätt. Även om min personlighets-splittring inte alltid syns utåt sett så påverkar det ändå mitt tankeinnehåll, mina känslor, världsbild och beteende mycket. Jag kan växla från att vara den kloka, lugna och ansvarsfulla föräldern till att vara i samma ålder som dem mentalt och även ibland ännu yngre. Det borde vara förvirrande för dem även om de inte vet något annat.

Att lätt kunna växla i ålder behöver inte bara vara något negativt. Vi kan ha väldigt roligt emellanåt när gränserna mellan att vara förälder och att vara barn suddas ut inom mig. De har plötsligt en jämlike vid sin sida som kan ha samma intresse och barnslighet som dem. Jag kommer även väldigt bra överens med barnens kompisar. Jag kan liksom gå "all in" och umgås tillsammans med dem till kamraternas stora förtjusning. Men mest tror jag nog att det hade varit bättre för dem att ha en mer "jämnare" mamma och vuxen hos sig jämt.

Jag tänker att det leder till en otrygghet i att aldrig veta hur mamma kommer att vara. Jag är liksom inte förutsägbar på något sätt. Varken för mig själv eller barnen.

/Hanna

Det bästa i mitt liv
är mina barn, men...

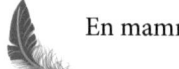

En mamma

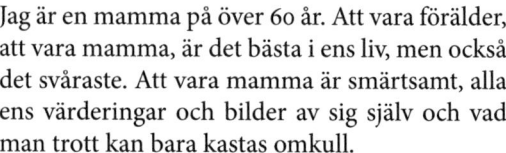

Jag är en mamma på över 60 år. Att vara förälder, att vara mamma, är det bästa i ens liv, men också det svåraste. Att vara mamma är smärtsamt, alla ens värderingar och bilder av sig själv och vad man trott kan bara kastas omkull.

Jag är en mamma som har förmånen att ha tre barn som nu är vuxna. Jag är en mamma som har DID-diagnos på grund av mina föräldrars övergrepp som pågick från att jag var liten tills jag var 21 år (ej samtidigt). Jag har gått i terapi sedan jag var i 50-årsåldern, men nu är det slut. Det jag brukar tänka är: tänk om jag hade vetat det jag vet nu när mina barn växte upp. Terapeuten har sagt många gånger att hade du vetat (all kunskap om dig själv och ditt liv) vad du vet nu, hade du kunnat göra annorlunda. Men du gjorde så gott du kunde då, för du visste inget annat. Jag utsatte aldrig någon för sexuella övergrepp som mina föräldrar gjorde.

Jag ville ha barn, det har jag längtat efter sedan jag var liten, att bli mamma. Jag fick mitt första barn innan jag var 30 år och sedan de andra två. Hur det var att föda mina barn har jag inget minne av och ibland kanske det är bra att ha dissociation. Det jag vet att jag tänkte på under förlossningen och graviditeten var att jag ville att mina barn skulle födas friska.

Jag vet inte om det har med DID att göra, men någon stormande moderskänsla kom inte med mitt första barn (om jag ska vara ärlig var det svårt med det andra också). Jag ville gärna vara glad och känna moderkänslor, men det dröjde länge. Jag försökte göra allt men tyvärr hade jag inte känslorna där. Det jag efteråt tänker på är att det var svårt att amma. Det kändes så äckligt och det var svårt, men jag gjorde det tills alla var 6 månader. För jag hade läst att det var det mammor ska göra med sina barn. Jag läste mig till hur jag skulle vara som mamma. Nu förstår jag att det var svårt på grund av minnen av vad pappa och mamma hade gjort med min kropp.

Nu ska jag berätta om något förbjudet och skamfullt. När barnen var blöjbarn, och det gällde mest tjejerna, fick jag impulser att röra dem när jag skulle byta blöja. Jag sjöng och hade radion på för att tänka på annat. Att känna den känslan var svårt och konstigt. Jag visste inte om att jag hade DID då. Min man fick ta många blöjbyten. Jag sa aldrig vad jag upplevde vid blöjbytena till någon, utan trodde att det var fel på mig och att jag var galen. Jag gjorde inget mot mina barn, men rädslan att göra det fanns alltid.

Efter många år i terapin vågade jag prata om de här känslorna som jag inte fick ha. Jag trodde att nu kastar terapeuten ut mig, men både terapeuten och jag satt kvar. Terapeuten sa till mig att det var inget ovanligt att känna så om ens föräldrar utsatt en för övergrepp tidigt.

Det är dina små i dig som blev vana vid att det blev så. Att höra att terapeuten sa att jag inte var galen eller konstig gjorde att skuld och skam släppte lite. Det jag tycker är tråkigt är att man som mamma inte skriver om dessa känslor som kan bli inför ens barn när man varit utsatt för sexuella övergrepp tidigt.

Jag vet att jag sovit mycket när mina barn växte upp, för att det tog bort min ångest. Tyvärr har jag också varit arg och tagit hårt i mina barn när jag blivit triggad eller inte orkat. När det blev så förstod jag inte vad jag gjorde, utan jag vaknade upp och sa förlåt (jag tar upp detta mer senare i berättelsen). Jag blev som en annan, det förstår jag nu. Jag hade också svårt vara ute men då visste jag inte att jag var rädd för solen. Det är en lång historia att berätta varför. Men det har nog också påverkat barnen att jag kände så.

Jag jobbade mer än 120%. Ibland försvann jag bort på grund av dissociationen när jag var på arbetet. Jag försökte jobba ikapp efteråt, men förstod inte varför det blev så konstigt på mitt arbete. Det jag också gjorde för för att komma ikapp var att jag jobbade hemma på helgerna. Jag tyckte nog att familjen hade det bättre utan mig och barnen hade en bra pappa. Att jobba var ett försvar som skyddade mig från att minnas och jag kände nog mig duktig. Men andra på jobbet såg dissociationen, jag fick inte reda på det förrän senare. Själv märkte jag inte det, jag märkte bara att jag var på jobbet eller hemma.

Jag kan tyvärr inte prata så mycket om mina barns uppväxt efter som jag inte kommer ihåg så mycket av den. Jag hade svårt att ha nära kontakt med dem. Det jag förstår nu efteråt är att jag var rädd för att göra något mot dem, antingen undermedvetet eller att barndelarna skulle göra något. Terapeuten har sagt till mig tusen gånger att jag gjorde mitt bästa då och om jag kunnat göra annorlunda hade jag gjort det. Hon har sagt att jag respekterar mina barn, vilket jag tycker är konstigt. Jag är inte lika säker, men jag hoppas att jag gör det.

Här hade jag hoppas att min historia hade slutat, men... Det började nu i midsommar med att ett av mina vuxna barn mådde dåligt och ett av mina andra barn gick och pratade med sitt syskon. Jag visste att mitt vuxna barn var argt så jag gick in till hen. Hen har mått dåligt, det visste jag. Hen hade berättat lite om sin barndom men har också problem som beror på en funktions-nedsättning. Under sommaren pratade vi och hen grät och berättade om sin barndom. Hur det var att ha en mamma med DID. Hur det var att se hur jag bytte personlighet och hur jag ändrades känslomässigt. Hur ensam hen var och rädd för sin mamma.

Alla mina barn berättat om liknande upp-levelser från sin barndom nu. Min mellersta dotter berättade sist. Hon har en psykolog som hon går till och psykologen har sagt att jag har en bipolär sjukdom och att det är orsaken till växlingarna. Tyvärr har psykologen inte någon kunskap om dissociation. Jag har pratat om det med min terapeut och hon säger att det finns vissa likheter. Jag har sagt till min dotter att jag redan har en diagnos, dissociativ identitetsstörning. Det gjorde mig ledsen av att min dotter inte kunde förstå varför det blev som det blev.

Nu har jag sagt och skrivit till alla barnen att det är sant det de berättar och att jag är ledsen för deras skull. Jag är ledsen att jag inte var där och inte var snäll alla gånger. Det viktigaste tycker jag är att jag sagt att det inte var deras fel och inte deras skuld eller skam utan att allt var jag. Jag har kramat om alla och sagt förlåt och att jag är så ledsen.

Jag har också berättat att jag inte vetat om att jag hade DID förrän jag började i terapin. De vet lite om att mina föräldrar utsatte mig för sexuella övergrepp när jag växte upp. De vill inte veta om min DID fast jag gett dem böcker och länkar som de kan läsa, men de vill inte läsa. Alla mina barn är starka och har gått i egen terapi på olika sätt. Nu förstår jag att de måste vara arga och sörja på sina egna sätt. Jag har sagt att de får ställa frågor skriftligt, för jag är inte säker på att jag inte försvinner bort när jag pratar med dem.

Det var en hård sommar och jag kände ibland att jag inte orkade leva längre eftersom jag hade skadat mina barn. De som hjälpte var först min man och sen min terapeut som gjorde att jag orkade leva. Men skammen och skulden är stor.

Visst har jag nu kramat och sagt att jag älskar mina barn. Jag har en moder-självdel och omsorgsdel som tur är. Tyvärr kan jag också bli avstängd när det blir jobbigt. Det känns orättvist att jag inte kunde vara en bra mamma. Jag hade ingen förebild på något plan och jag var traumatiskt skadad. Jag önskar att jag hade kunnat vara en bättre mamma, men jag utsatte inte någon för sexuella övergrepp. Det är en skillnad.

Hur förklarar man för sina vuxna barn om sexuella övergrepp? Jag kan inte berätta att pappa slog mig och var aggressiv och kallade mig en mängd saker. Han behandlade mig som en sak, inte en människa, och gjorde alla hemskheter. Det svåraste är också att min mamma började tidigt och när hon vaknade upp efter det hemska var hon aggressiv. När jag blev äldre gick jag till pappa och sedan mamma. De sexuella övergreppen höll på från att jag var liten tills jag var 21 år. Detta kan jag aldrig berätta för mina barn. Jag är så rädd att det skulle skada dem. Hur förklarar man att deras morfar och framför allt deras mormor gjort så hemska saker? Mormor är det svåraste att berätta om. Men ibland önskar jag att jag kunde dela med mig för att förklara varför jag är som jag är och varit som jag varit, men… nej.

Det fint är att alla mina barn har berättat hur de upplevde mig och sin barndom. Det var hårt men samtidigt är jag glad att de berättat så jag kan bekräfta och lyssna och säga att jag är ledsen. Det fick inte jag av min pappa. På min mors dödsbädd fick jag en konstig bekännelse, men då fattade jag inget. Barnen var ibland hos mina föräldrar (eftersom jag trodde att de var bättre än jag var). De har berättat att de aldrig fick vara ensamma med sin morfar för mormor. Deras mormor skyddade mina barn. Jag tror inte att min mamma gjorde något, men hennes DID var kvar på ett sätt, det kan jag se nu. Jag är glad att min mamma skyddade mina barn. Men varför skyddade hon inte mig?

Dissociation (DID) går vidare från generation till generation om det inte behandlas med terapi. Jag tror att en stor del av det mina barn upplevde i sin barndom och som påverkade dem psykiskt beror på min DID. Jag har barn med svår anorexia och autism/adhd. Men det värsta var att få samtal om att ett vuxet barn är inlagt på IVA för att hen försökt ta livet av sig (men det gick bra). Visst var annat också inblandat, men barndomen var en del av orsaken. Mitt barn klarade sig, men rädslan för att det ska hända igen är stor. Det påverkade mig och gjorde att jag såg livet på ett annat sätt. Det viktigaste för mig är mina barn, inget annat spelar någon roll. Efter det barnen berättat så tror jag ännu mer att problem går i arv från generation till generation. Jag vet nu också vad jag inte visste innan hen ville ta sitt liv, att min DID har påverkat barnen mer än jag trodde.

Terapin har gjort att jag kan vara lugnare och bättre kan orka lyssna på mina barn. Alla barnen har sagt att de upplever mig som en lugnare mamma på alla sätt på grund av terapin.

Jag tror att när de ser att jag är starkare så vågar de berätta. Men ärligt talat så blev jag inte hel i terapin utan får leva med min DID. Detta sa terapeuten att jag får acceptera. Jag ska komma ihåg att en av mina självdelar alltid tar hand om mig, fast jag själv inte vet om det. Själv vet jag att jag alltid behöver någon som tar hand om mig och jag hoppas att det är min man. Det är svårt att jag känner en rädsla när jag träffar mina barn, fast jag är glad att se dem. Jag skäms för deras respektive om jag till exempel stammar eller försvinner bort, men jag försöker jobba på det. Nu när jag vet mer själv kan jag dölja mer, men mina barn ser det alltid ändå.

Jag har kontakt med alla mina barn på olika sätt. De vet att jag älskar dem och finns för dem, men jag har nog släppt på banden och låter dem vara vuxna och självständiga personer. Jag har svårt att hålla ihop i kommunikationen och det vet de. Det jag inte säger till dem är att jag inte har den ork de tror. Jag har inga barnbarn, det kanske beror på deras barndom. Än så länge vill de inte ha barn. Jag är kattmormor, det är fint det också.

Detta är skrivet av en mamma som älskar sina vuxna barn. De är det bästa i mitt liv och har gett mig så mycket. Tyvärr har DID påverkat min förmåga att vara mamma. Det ändrar ändå inte på det viktigaste: mina älskade barn, de är mitt liv.

Kalven

Slutet

Överläkaren i prematura födslar
konstaterar
kalven kan aldrig ha överlevt
ett jordgolv
i mörker
med ett fat vatten
där en hukande barnkropp
i gränslandet
till att finnas
tandgnisslar av smärta

Kalven hade behövt
avancerad specialistvård
istället låg den orörlig
inför sin primitiva
död
inget sprattlande
hastande
luften fylldes med tystnad
tiden tog slut
det fanns inte längre ett sedan

Barnkroppen växer upp
minns smärtan i buken
fingrarna googlar
hur känns en sammandragning
fosterrörelser
vecka för veckas utveckling
minnet försöker hitta berättelsen

Kroppen går på läkarmöte
för att förstå
undersöks för att hitta ledtrådar
ansiktena rör sig
kalla tårar av lättnad
kalven kan inte ha överlevt
inte varit fångad
inte vara plågad i underjorden
bröstet rör sig
det är spikar av sorg
att förlora sitt barn

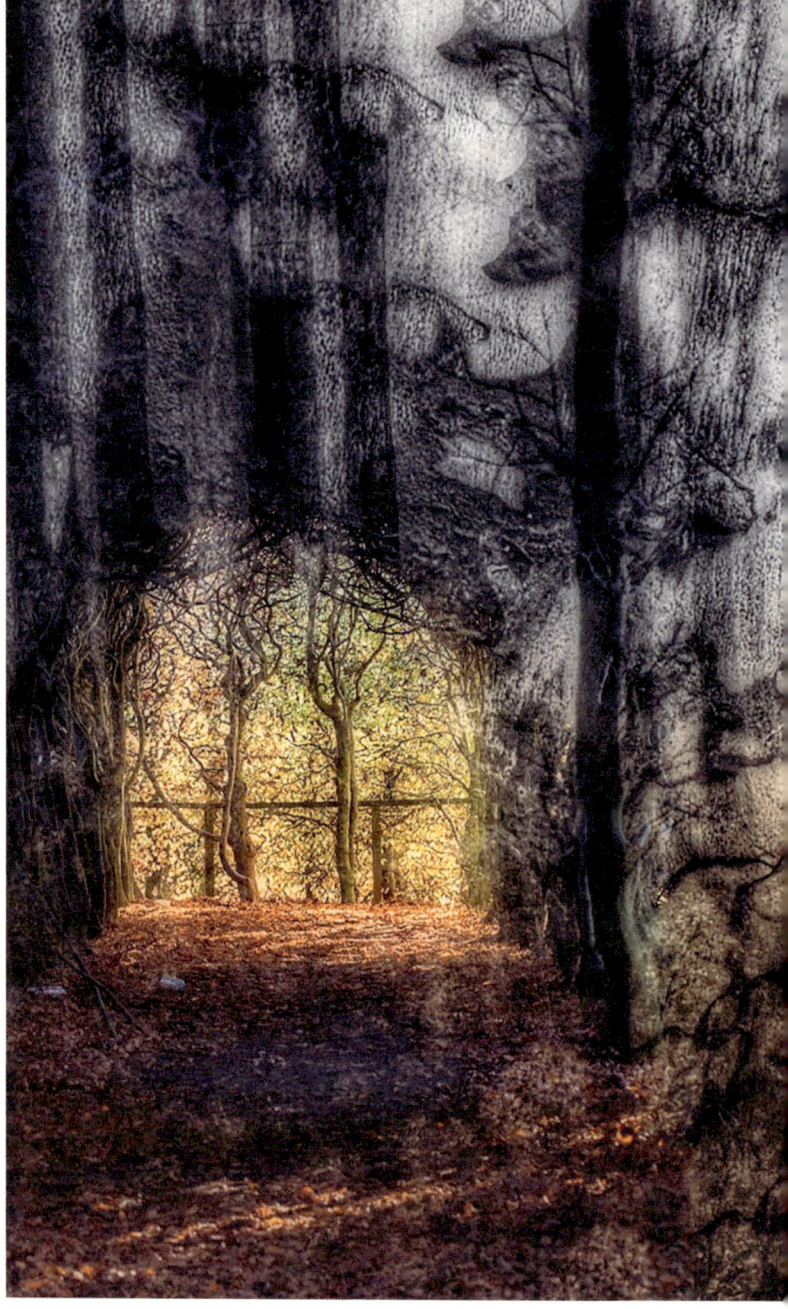

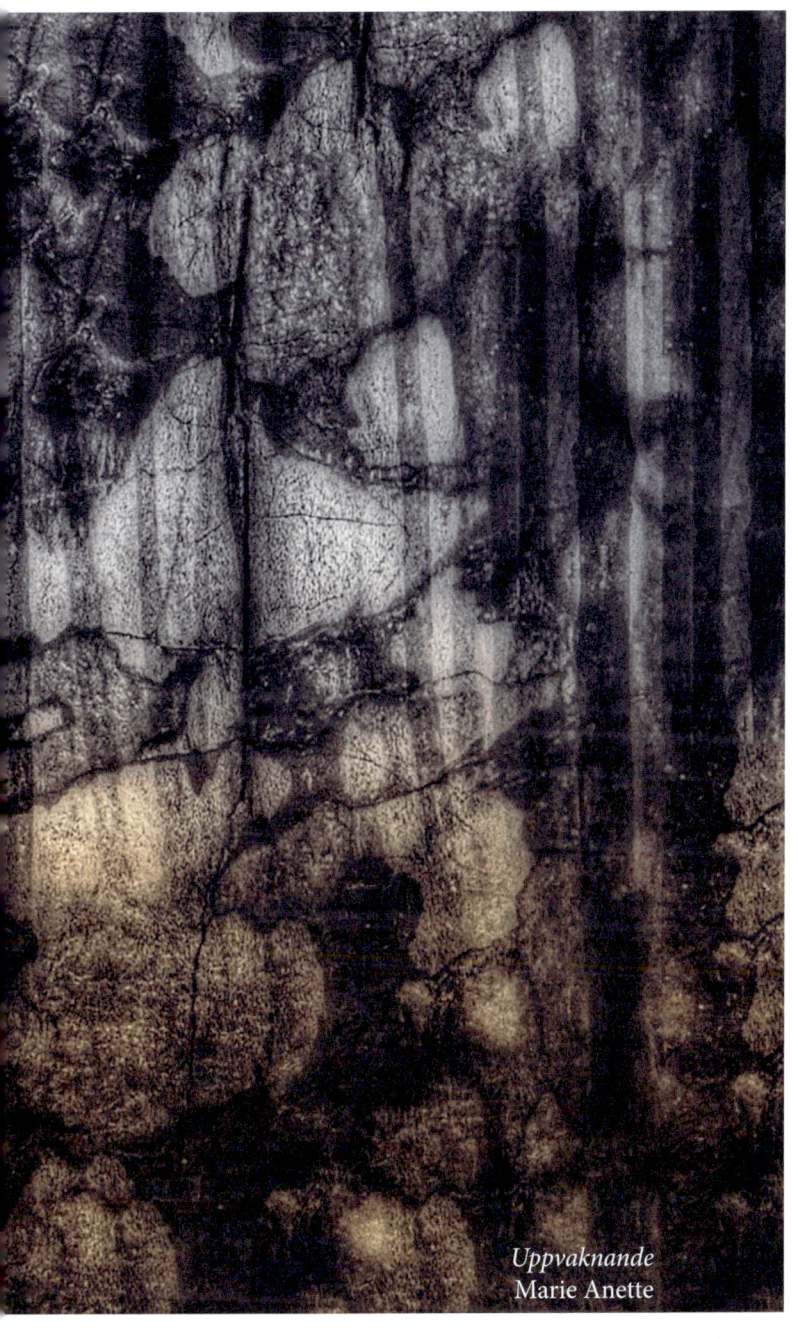

Uppvaknande
Marie Anette

I era ögon

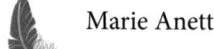

Marie Anette

Vem jag var som barn låg i glömska
Visste inte vad jag känt eller vad som hänt
Såg mest bara i grått och svart

Ni kom och allt förändrades
Med er kom färgerna

Allt som varit begravt djupt inom mig
kom till liv genom er
Ni blev min väg mot den grymma sanningen
Ni blev min väg mot den villkorslösa kärleken

Utan er inget uppvaknande
I era ögon såg jag mig själv för första gången

Allt rasade och sorgen är för alltid med mig
Sorgen över allt jag inte orkat
när ångesten lamslog mig
Sorgen över att ha behövt lämna
så många gånger

Min ilska över vad som berövats oss
är nästan obeskrivlig
Hur mina förövare nästan helt lyckades
ta mig ifrån er
Hur mina förövare nästan helt lyckades
att ta er ifrån mig

Jag önskar att jag kunnat skona er från så mycket
Er oro över att ha en mamma som inte mår bra
Er längtan efter mitt bröst
Er längtan efter min tröst

Idag är ni vuxna och självständiga män
För mig är ni alltid det bästa som finns
Era hjärtan som rymmer så mycket
värme och kärlek
Idag ser jag hela mig i våra ögonblick

Er mamma har nu ett liv i trygghet
Skräcken i hennes forna liv är dock en
återkommande skugga och sorgen hennes vän
Hon söker ständigt efter barnet
som berövades allt

I mina ögon är hon för alltid lilla Anna

Min älskade älskade son

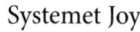

Systemet Joy

När jag var 25 år föddes min underbara fantastiska son. Min son gör mig stolt varje dag. Men att vara mamma och ha dissociativ identitetsstörning (DID) är inte lätt, framförallt då min sons pappa har valt att inte finnas i vårt liv. När min son föddes visste jag inte om att jag hade DID, att ha minnesluckor hörde till vardagen. Jag kände mig redo att bli mamma, även ensamstående mamma.

Mitt liv har varit rörigt men jag har trots detta lyckats gå ut gymnasiet med toppbetyg och sedan vidare in på universitetet där jag läste till lärare. När sonen föddes hade jag arbetat som lärare i drygt ett och ett halvt år. Mitt liv höll ett högt tempo och jag pausade sällan. Jobbade extra utöver mitt fasta jobb och höll på med olika fritidsaktiviteter. Allt för att slippa tänka, känna och minnas. Jag får ofta höra att jag kan så mycket, har en bred kunskapsbas att stå på, men det beror ju på att vi är flera med olika intressen och kunskapsområden. Hur jag orkade hålla tempot som jag gjorde då vet jag inte.

I alla fall, min graviditet var jobbig, jag tyckte inte alls om att vara gravid och jag var livrädd för att min son skulle vara just en son. Jag var tvungen att göra ett könsultraljud, för jag var tvungen att veta. Det var en son, men så fort jag fick det beskedet släppte rädslan och en innerlig kärlek till mitt barn tog över. Förlossningen var lång och tuff, sonen fastnade och fick tas ut med hjälp av sugklocka. Jag var tvungen att opereras flera gånger efteråt och skadorna påverkar mig fortfarande.

Min son, min underbara son, skulle ha en perfekt barndom utan hemska händelser och med en trygg förälder. Det blev inte så.

Vi har haft många lyckliga stunder men också många motgångar, väldigt många motgångar. Jag talade bara engelska med min son hans första år för att han skulle bli tvåspråkig och jag var enormt pedagogisk och metodisk i min uppfostran, med mycket montessoripedagogik. Jag överöste min son med kärlek och trygghet. Samma år som min son fyllde tre år fick jag hjälp av min morfars bror med handpenningen till en lägenhet. En fantastisk trea mitt i centrum, jag älskade att bo där. Nytt jobb och ny lägenhet, jag kände mig genuint glad över vår tur. Som ensamstående mamma får man kämpa så mycket mera med allt.

En dag när sonen var runt tre år förgrep sig ett äldre barn på honom och min värld rämnade. Det var en engångshändelse och vi agerade snabbt, sonen minns inte händelsen och verkar inte ha fått några men av det. Men jag, jag bröt ihop totalt, och minnen från mina övergrepp invaderade mitt "perfekta" liv. Jag kämpade som mamma och som människa. Mina självmordstankar tog fart och jag började självskada igen, något jag tidigare gjort som barn. Jag har dock aldrig självskadat när min son varit hemma. Jag fick hjälp av en psykolog på vårdcentralen och kämpade på i drygt ett år innan jag inte orkade mera, jag blev inlagd på en sluten psykiatrisk avdelning för första gången.

Min syster tog hand om min son medan jag var på sjukhuset, något som varade i tre månader. Det var inte bara min tillvaro som rämnade. Min sons liv, som varit förhållandevis tryggt och lugnt, blev helt plötsligt förändrat. Sonen blev arg och ledsen. För att hjälpa min son att förstå varför han inte kunde vara med sin mamma skrev och publicerade jag två böcker till honom; Kottens mamma blir sjuk och Kotten bor inte hos mamma. Böckerna hjälpte min son att förstå att mamma är sjuk och att det är därför han inte kan bo hemma. De har också hjälpt min son att förklara för andra varför han inte bor hos mamma.

Från den där dagen jag hamnade på sjukhus har jag varit in och ut på sjukhus i långa perioder under flera år. Min syster separerade från sin sambo och kunde inte ha kvar min son. Jag kontaktade socialtjänsten och bad om hjälp, att jag kunde få avlastning på något sätt. Något jag fått ångra bittert flera gånger om. Sonen har efter det varit hemma hos mig i perioder, hos familjehem och hos familj och vänner i perioder. Socialtjänsten har varit oerhört elaka, stressande och rejäla översittare. De började till exempel med att hota med LVU (Lagen om Vård av Unga = tvångsomhändertagande) så fort jag inte höll med dem. De var otrevliga i tonen, jag kände mig misstrodd och de nedvärderade allt jag sa. Jag bad dem om hjälp, så i början var han SoL-placerad (frivilligt placerad). Jag som redan innan kontakten med dem var stressad över att jag inte räckte till som mamma blev övertygad om att jag var en dålig mamma. Det är svårt att tro att man är en bra mamma när man har konstanta hot om LVU från socialen om man inte håller med dem om allt. Den socialtjänst jag fått lära känna tycker att de är bäst på barn och de tolkar allt till min nackdel. Om sonen blev arg och ledsen när han varit hos mig så var det för att han inte hade haft det bra hos mig. De verkade över huvud taget inte ha slagit dem att sonen kanske saknade sin mamma och tyckte att separationen var jobbig. Nä, jag hade gjort något fel så klart.

Jag är en bra mamma, jag har gjort allt för att min son ska ha det så bra det går, alltid. Det finns inga föräldrar som är perfekta. Jag är lugn och tålmodig och överöser min son med kärlek. När vårt första familjehem plötsligt sa upp sig en sommar så skulle socialen ha semester, de hade inte tid att hitta ett nytt familjehem. Jag fick hitta avlastning genom att be familj och vänner ha honom på helgerna. Något som var jobbigt både för mig och för sonen. Det slutade med mig på sjukhus på LPT (Lagen om Psykiatrisk Tvångsvård) och sonen blev kvar hos en av mina vänner. Socialen ville byta skola för sonen, det ville inte jag. Det slutade med att de satte ett LVU för att jag sa emot dem och för att jag var på LPT. Jag blev hårt medicinerad med flera olika antipsykotiska mediciner och fick inte träffa

173

min son eller prata med honom i telefon på sex månader. För på grund av medicineringen sluddrade jag när jag pratade. Det slutade med att jag slutade ta mina mediciner efter utskrivningen och blev tvångsinlagd igen. Jag behövde i alla fall inte börja ta alla medicinerna igen efter det och kunde börja prata med min son i telefon.

Att vara mamma med DID är inte lätt. Framför allt inte när man inte får rätt diagnos. Det tog sex år från att jag hamnade i vårdcirkusen tills jag fick min diagnos. Då var jag 34 år. Diagnosen gjorde dock inte relationen med socialen lättare då de nu har bevis på att jag faktiskt är galen. Jag har aldrig skadat min son, knappt ens varit arg, otålig eller gapat på honom, och ändå anser socialen att jag bara ska träffa min son tre timmar var tredje lördag (efter massor av förhandlande, de tyckte först att var fjärde söndag räckte) och detta under övervakning eller tillsammans med någon från familjehemmet eller till exempel min syster. Jag får inte ha min son över natten, enbart om min syster har honom och jag är där så kan jag träffa honom mer än tre timmar var tredje vecka. Det är precis som om jag är en dålig mamma, som om jag vore farlig eller som om jag misshandlat min son. Jag har svårt att se mitt värde som förälder och detta har gjort att jag vid flera tillfällen försökt ta mitt liv.

Nu är det i alla fall lite stabilare då jag bor på ett särskilt boende sen ett och ett halvt år och sonen har nu varit tre och ett halvt år i samma fantastiska familjehem. För vårt nuvarande familjehem är underbart, stöttande och hjälpsamt trots att socialen beter sig som översittare. Det är svårt med socialen för på ett sätt skulle varken jag eller sonen klara oss utan deras "hjälp", men samtidigt borde de ta sig en allvarlig funderare på hur de bemöter och behandlar kämpande föräldrar, föräldrar med psykisk ohälsa. De borde utbildas till att veta vad de har att göra med så att de inte bara behandlar någon som kriminell trots att man inte är det.

Jag känner mig i princip alltid som en sämre människa, en dålig förälder, någon som inte behövs eller borde finnas. Varje dag får jag kämpa för att vilja leva vidare. Sonen är den som oftast får mig att känna att jag måste finnas för honom. Vi har en bra relation, jag och sonen, vi pratar ofta i telefon och vi gör roliga saker när vi träffas. Men jag kan inte låta bli att sörja hur mycket av min sons liv jag missar, så mycket jag aldrig får reda på eller får uppleva tillsammans med honom. Bara det där med att få fina foton på sonen, han som var så väldokumenterad sina första år.

Jag försöker ha som mantra att jag visst är en bra förälder, att jag gör så gott jag kan. Jag engagerar mig i min son, är med på utvecklings-samtal och träffar honom så ofta jag får. Jag håller huvudet högt för hans skull, han ska inte skämmas över att vara i familjehem och varken han eller jag ska skämmas över att jag har disso-ciativ identitetsstörning. Jag försöker vara öppen med min diagnos, varför ska vi med psykiatriska diagnoser behöva gömma oss, skämmas och låtsas att allt är "normalt"? Varför kan vi inte få vara dem vi är med den stöttningen vi behöver? Men det är svårt att hålla huvudet högt och som nämnts tidigare så vacklar jag oftare än jag lyckas balansera.

Att vara förälder är inte lätt. Jag har fått jobba oerhört mycket med att släppa på kontrollen. Nu är han så pass gammal att han behöver få testa sina vingar med guidning. Han måste få göra sina egna misstag och lära sig om sig själv så att han blir en trygg och omtänksam kille. Något som han redan är, men han ska bibehålla det hela genom tonåren och vidare upp som vuxen. Jag hoppas att han aldrig gör någon illa så som jag blev skadad och förstörd. Jag hoppas att han alltid kommer bemöta människor med respekt och värdighet, att han aldrig rör någon utan samtycke och att han aldrig misshandlar någon, varken fysiskt eller psykiskt.

Min älskade älskade son som jag är så oerhört stolt över.

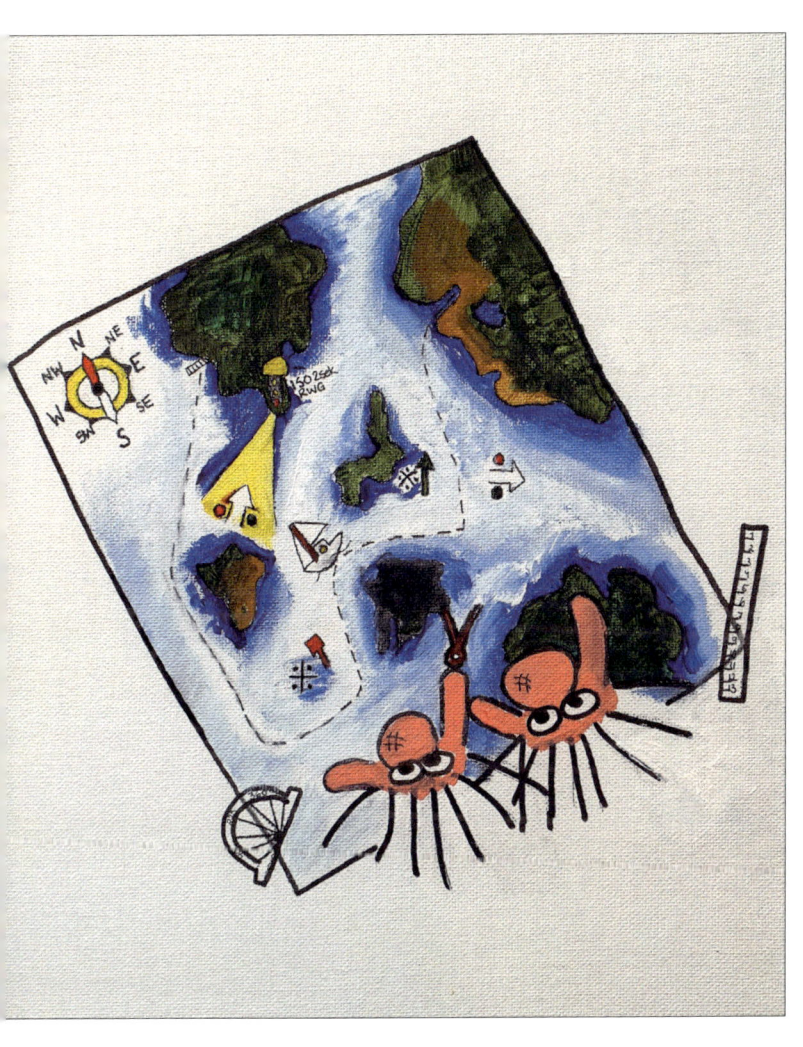

Finding a way
Systemet Joy

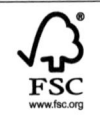

FSC
www.fsc.org

MIX

Papper från
ansvarsfulla källor
Paper from
responsible sources

FSC® C105338